本草国医 经典

柔肝养血调气机

余瀛鳌 著

长江出版传媒

湖北科学技术出版社

图书在版编目（CIP）数据

柔肝养血调气机／余瀛鳌著 .—武汉：湖北科学技术
出版社，2017.10
ISBN 978-7-5352-9385-5

Ⅰ.①柔… Ⅱ.①余… Ⅲ.①柔肝 Ⅳ.① R256.4

中国版本图书馆 CIP 数据核字 (2017) 第 102439 号

责任编辑：徐　丹　　　　　　　　封面设计：程　跃　王　梅
特约编辑：姜脉松　　　　　　　　版式设计：张乾坤

出版发行：湖北科学技术出版社　　　电话：027-87679454
地　　址：武汉市雄楚大街 268 号　　邮编：430070
　　　　　（湖北出版文化城 B 座 13-14 层）
网　　址：http://www.hbstp.com.cn

印　　刷：北京旭丰源印刷技术有限公司　　邮编：100071

880×1230　　　　1/32　　　　6.625 印张　　　　78 千字
2017 年 10 月第 1 版　　　　　　2017 年 10 月第 1 次印刷
　　　　　　　　　　　　　　　　定价：45.00 元

自序 PREFACE

有不少人问我，长寿的秘诀是什么？

一时之间我沉默了，因为这不是三言两语就能说清楚的。在我看来，长寿是多种因素长期影响的结果，就如同梦想，你在通往梦想的道路上，需要武装自己，一路披荆斩棘，历经种种磨难之后，才有可能到达终点。这样看来，实现长寿和实现梦想是一个道理，只有用良好的生活习惯、顺应自然的心态、均衡的饮食、适量的运动来武装自己，才有可能达到长寿的目的。时间对每个人来说都是公平公正的，而想要长寿，更是一个漫长的过程，在这个过程中，急功近利、盲目养生是不可取的，唯有脚踏实地、勤勤恳恳地工作和生活，才能收到强身健体的效果。

如今，随着生活压力的增加，再加上不良的生活习惯和饮食习惯，有些人逐渐偏离了长寿的轨迹。或谓："百病之源，根在肝脏。"意思是肝脏出现了问题，疾病容易从四面八方涌过来，稍有不慎，便会乘虚而入，人体若长期受到疾病的侵扰，又怎么能长寿呢？因此，想要不生病，应该先学会保护肝脏，即使生了病，也要懂得调肝养肝的重要性。

我行医60余年，接触过难以计数的患者，从肝论治的不在少数。因为五脏辨证是中医诊断的核心内涵，素为历代医家所重视。五脏中的肝又和血、气及神经系统等多种症候息息相关。我在临证中，对众多患者实施柔肝治法者殊多，因为它的包含面涉及各种病证，故在肝病的诊治方面用得较多。

本书共分五章。第一章阐述了养肝的重要性，主要以历史名家以及我的感悟为主；第二章谈肝病表现出来的若干信号，使人们能及早预防；第三章主要谈我常用的调肝药，穿插一些我多年的经验；第四章专论古方今用及其加减法，希望对今人的保健、医疗有所帮助。了解我的人应该知道，我经常从医书典籍里寻找方法，在继承前人用药经验的基础上进行加减，调配出适合现代人体质的治病养生方。最后一章我总结了一些养生、治疗的方法，从饮食、膏方、运动，以及按摩穴位等方面来调理肝脏，希望这些方法能帮助各位改善健康。

我曾编纂过多种医典药书，但在编著中医药科普著作方面还是一个"小学生"，我从古今医籍中筛选一些与肝有关的案例和故事，意在让人们重视肝病的保健。在这里谨对出版社有关编辑同志为此书的刊行所做的努力致以深切的谢意。

　　兹以上述当刍以为序。

余瀛鳌

2017 年 5 月 18 日

目录
CONTENTS

第一章

自古养命先养肝

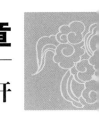

1. 中医为何重视养肝

　　中国从古至今有个特点，各行各业、各门各派都有自己的"祖师爷"，逢年过节老百姓要根据自己的职业祭拜他们。比如说孔圣人，现在还常有读书人去北京东城的国子监上香；还有关公，过去练武的人学艺前都得先拜拜他。这些"祖师爷"要么是某一行业的创始者，要么就是对某个领域有杰出贡献的人。他们可以是传说中的神仙，也可以是历史典籍上有明确记载的人，千奇百怪，而且各个地方的说法都不一样。

中医作为传统技艺的一种，它的"祖师爷"是谁呢？

有人说是黄帝，因为相传《黄帝内经》是黄帝写的，但黄帝这个人，传说的成分多，真实存在的可能性不大。那么还有谁担得起中医"祖师爷"之名呢？

《伤寒杂病论》听过吧，它的作者张仲景，不仅史书上有明确记载，而且他还真的是一个救人无数的著名医生，被称为医圣。张仲景生于东汉末年，东汉末年分三国，战乱不断，而且还出现了大面积疫病灾害。张仲景说："余宗族素多，向余二百，建安纪年以来，尤未十稔，其死亡者，三分有二，伤寒十居其七。"意思是说他们家族一向庞大繁盛，人数多达200，但从建安也就是曹操掌权的那段时期起，总共才过去了不到10年，整个家族就有2/3的人死去，大部分因为伤寒，少部分可能因为战争或者老病衰微。

大家可以想一想，200人死去2/3，这个家族还剩多少人？推及当时整个华夏，因病和战乱死去的人又有多少呢？

张仲景就是在这样一个遍地是伤者、患者的时代，开始行医治病，他穿梭在各个灾祸现场，尽可能地救一个是一个，可想而知，他亲见了多少病情复杂的患者，又总结出了多少宝贵的医学经验。可以说《伤寒杂病论》的成书是在治疗无数人的疾病和目睹了许多患者死亡的基础上写成的。

我家里世代行医，曾祖父、祖父在家乡苏北一带都略有医名，父亲余无言更是一辈子专研医道，这样的家族传统，使得我早年就开始接触中医古籍。医书中最重要的两本就是《黄帝内经》和《伤寒杂病论》，《黄帝内经》主要是集大成的理论著作，《伤寒杂病论》里却有大量治疗和预防疾病的具体操作手段。我受这两本书的影响十分深远，尤其是张仲景《伤寒杂病论》中的许多治病方法以及详细药方，至今仍指导着我看病开方。

张仲景作为历代医家推崇的名医，他治病有什么特点呢？有一段时间我专门潜心研究过《伤寒杂病论》，出诊看病，我一般都会在这部书里找方法，然后再结合自己的经验给人开方子。因为这个经历，我觉得张仲景的医术绝对担得起医圣之名，虽说是一两千年前的方剂，却对当下不少病症有特别好的疗效。

1958 年，我从第一届西医学习中医研究班毕业，很快赶上了三年困难时期，全国粮食减产，大闹水旱灾害。

有一天，天阴沉沉的，来了一个 30 岁左右的女人，走路摇摇晃晃，像是要倒地的竹子似的，夹在走廊里好些虚弱的患者中间，脸色比当时的天气还要差，一只手捂着肋骨那边，一只手撑着墙立着。穿过层层人群，我无意中看见这样的她，心下一惊，觉得不忍。

排到她了，她走过来坐下，我刚把上脉，就摸到她皮肤冰凉得好像才从冰雪堆里爬出来，脉很沉很细，要用点力气按才能感觉到很细很弱的跳动。

"吃怎么样？"我性格是这个样子，话很少，一定要说话也会说得比较简短。我父亲叫余无言，以前在上海跟着他的时候，他的朋友们见了父亲会开玩笑说："择明啊，是因为你叫'无言'，所以这孩子话才这么少吗？"父亲幼年叫择明。中医问诊肯定要问饮食，何况还是粮食短缺的特殊时期。

"我最近总吃不下，吃了也会呕出来，可是不吃胃又痛，无论吃点什么都会缓和，但稍微有点饱就会吐。"我看她衣服，干净整洁，针脚细细的，家境应该算是比较好的，我有点好奇为什么她一个人来。

"一个人来的？"忍不住多问了一句，因为这个女人从里到外透出来的善良让人觉得亲切。

"嗯，丈夫在家要照顾几个孩子，最近孩子们也吃不上什么好的，都很虚弱，我变着法儿地想用现成的东西给他们做些什么，可是米也好、菜也好，都太缺。唉，我们家算是好的了，至少还不至于顿顿挨饿，只是可怜了孩子们不习惯这样过。"女人都会这样吧，再隐忍内向的人，一旦谈起家庭和孩子总是话题不断。这女人在家里一定是太操劳了，所以才虚弱成这样。体力上的操劳是一方面，主要还是操心得太多了，当生活骤然发生剧大变化，一般人就会想得多，尤其是女人。

"其他呢？"我继续问病症。

"胀，肚子里空空的也胀，不想喝水，我的嘴唇裂了口子，还是不觉得渴，最难受的是这里痛。"她的手仍然像刚才候诊时一样按在侧胸部那一块，中医叫"胁"，腋下到肋骨尽头部分。

中医诊病离不开舌诊，我让她伸出舌头，舌苔很浅很白。她这个病，乍看起来好像是脾胃的问题，当然脾胃也的确很虚弱，但说怎么去治疗，还当从肝着手。她两胁疼痛，两胁在中医里属于肝区，很明显是肝出现问题，脾胃弱有一部分也是肝引出来的。

首先，她最严重、最明显的就是胁痛，很可能是肝气郁滞的问题，一旦堵塞不舒畅，肝气就会停在肝区，导致两胁疼痛。这个女人，从头到尾透着股忧愁，在时代变故里为全家人操持、担心，心情不好，加上本来相对优越的生活一下子面临切切实实的拮据，她肯定没办法适应。一个原先饮食质量有保证的人，但脾胃功能虚弱，在突然发生混乱的情况下，消化能力自然跟不上，吃了就吐，心里郁闷也会加重病况。

通过辨证分析，我想到张仲景《金匮要略》里说："呕而胸满者，吴茱萸汤主之。"眼前的女人正是吃下去东西会呕吐，腹胀胸闷，我给她开了吴茱萸汤，让她喝半个月再复诊。

女人来复诊时，病症有所减轻，可还是忧愁着。

这也是没有办法的事，女人的家日渐衰败，操心担忧日复一日，肝气始终郁滞，即使用药物调理，到头来还是不能根治病症。这个患者我记得很清楚，仿佛看到那个虚弱女人的身影，就能看到其后裹挟着面对一个家庭衰败的无奈。

吴茱萸汤其实就是通过调肝来修复脾胃的。中医最基本的两套原理，一个是五行学说，一个是阴阳学说，这也是中国哲学最重要的组成成分之一。肝心脾肺肾，人体五脏与木火土金水五行一一相对，五行相生相克，五脏的生理特性也相互联系。肝属木，脾属土，木克土，就是说脾的运化功能受制于肝的疏泄功能。肝气郁结，脾胃的正常消化就会受影响，所以要先调肝。这只是最基本的大概念、大原则。肝有它特殊的特点，和脾胃在身体里的关系是一荣俱荣、一损俱损，情况不同，互相牵涉的原因也是不同的。

张仲景所处的时代，灾疫连绵，经手的病患太多太多，所以他深知"肝为五脏之贼"这句话的意义，其余四脏一旦患病，首先要疏肝养肝，这是基础，肝气舒畅之后，才能让病症的缓和成为可能。不仅张仲景在治疗中主张从肝入手，后世的许多大家，我研究他们的著作和医案之后发现，有很多名医也是特别重视调肝的。

2. 肝不喊疼，但要人疼

如果要用两个字概括我这 80 多年的人生，一个是"医"，另一个应该是"书"。"医"不用说，我家族世代为医，自己更是一直和医道、医术、医学、医院、医生等打交道。至于"书"，我是从事中医文献研究的，故在纸堆里头泡了大半辈子，而且工作之外，也是真的喜欢读书，把它当个兴趣爱好，著名的经史子集都读过一些。一则增长见识；二来修身养性；

三呢，触类旁通，很多医学方面的知识和典故藏在这些看似无关的字里行间。

中国的读书人中，最为近代人推崇者要算曾国藩，立功、立言、立德，他三样都做得很出色。以前读《曾国藩家书》，里面有一条，"肝郁最伤人，余平生受累以此，宜和易以调之也"，他说自己生平受肝郁影响严重，认为应该时常调肝养肝。我对这句话的印象很深刻。无独有偶，后来和曾国藩一样挑起晚清强国重担的张之洞，临终前的反应也是肝痛加剧，感叹着"国运尽矣"，遗憾离世。

如果要为曾国藩的"肝郁"和张之洞的"肝痛"找一个最合适的罪魁祸首，我想首先可以被列入候选人名单的有清朝的慈禧老佛爷，由于她的诸多恶行，导致整个晚清仁人志士处处受制，劳心劳力以致肝受损。历史蹊跷，据说这个位高权重、高高在上的太后，也曾被由肝引起的黄疸病折磨过。

这之后，改变那个时代、开启新历史纪元的孙中山，报道也说他死于肝癌。这些人为什么都会被肝所困，要么终生受累于此，要么最终死于肝病。处于社会较高阶层的他们，应当是有较好的医疗保障，可还是没能逃出肝病的魔掌，可见肝出现了问题对人的伤害有多严重。

一般我们说的肝，多是指胸口下面、肚子上面、右边靠肋骨处的肝脏。它是人体最大的一个腺体，成年男性的肝脏可重达 1.4 ～ 1.8 千克，女性的要轻一些，但也有 1.3 千克左右。你看，它在身体里这么大，本应该很容易被人所感知到，可偏偏它是个"傻大个"，木讷少言，不会喊痛，承受着很大的工作压力，它很隐忍，不动声色地任劳任怨着。如果你知道它每时每刻在做些什么，可能就会"心疼"这个任劳任怨得像"老黄牛"一样的脏器了。

首先，人之所以活着，是因为摄取的食物在为身体提供源源不断的组成物质和运转能量，食物本身当然不能自己就变成身体可以使用的东西，这时肝脏的代谢功能会把吸收进来的初级糖分、蛋白质、脂肪、维生素转化成"通行货币"，让这些"货币"在身体里面维持人的生存。肝脏、胆囊分泌的胆汁帮助物质消化。

这样的工作量已经很重了，可是我们的肝脏仿佛是一个有洁癖的强迫症患者，光吸收、代谢、消化不够，它要为身体的健康把关，所以还担负起了一部分的免疫功能，抵挡外界病邪的入侵。外界病邪的入侵可以抵抗，可是代谢本身产生的废物怎么办呢？爱干净、有洁癖的肝，怎么可能允许这些脏东西存留在体内呢，于是它把所有没消化完全的东西再次分解消灭。

上面说的这些，只能说是肝的主要工作，但它要处理的杂事从来不止这些。凝血、抗凝血、保证血管通行无阻的是它，连人体血容量、热量、水和电解质的调节也是有它时时参与。如果一个人家里有个这样负责任的管家，谨小慎微，兢兢业业，那该是一件多么让人放心的事啊。同样，我们的身体里有这样一位鞠躬尽瘁，事事都要亲力亲为的"主管"，本来应该是最大的幸运。

我们对待肝也是一样，它不抗议，不抱怨，所以我们便无所畏惧，在我们的忽视中肝渐渐累积了一些问题。

很多年来，甲型、乙型病毒性肝炎是中国人的"国病"，肝硬化、脂肪肝属于成年人常见病，至于肝癌，一旦患上，发病快，死亡也快，往往让医生和家属都措手不及，因为在它还没有"暴发"之前，肝脏就已经累积了不少问题，但就算有问题，它们也不轻易"开口抱怨"，直到承受不了了，暴发了，这时已经很严重了。

肝很辛苦、很认真、很负责，而且从来都是任劳任怨，不喊疼、不说累。胃痛心痛头痛各种痛，往往只要不高兴就喊疼，可是只有肝，一定是已经累到不行、受到很严重的伤时，才会出现疼痛。虽然它偶尔也会给人们提个醒，失眠、眼睛干涩、疲惫，等等，可是大家好像经常忽略这些身体反应，把它们当作最正常的状态，尤其是在现在大城市年轻人当中。严重点的，感冒、发烧、胸闷等，自己会去药房拿些相应的成药吃，却很难想到这些会跟肝有关。

有些人甚至把肝称作"隐形杀手"，意思是它伤人于无形，等到你察觉的时候，病况已经很严重。

你知道正常的肝脏有多强大吗？女人 19 岁出现第一条皱纹，说明女人的皮肤在 19 岁时已经开始衰老；最坚硬的骨骼，也会在 35 岁左右进入自然老化过程；连心脏这一人体的中枢，在 40 岁时也会开始走下坡路；只有肝脏，似乎是体内唯一能挑战衰老进程的器官，要到 70 岁才不得已承认壮年已过，随着生命晚钟的敲响进入它的老年期。即使到了 70 岁高龄，如果是一个未被烟酒和传染病污染过的肝，还可以移植给一个 20 岁的年轻人，可想而知它的寿命有多长。手术切除部分肝之后，3 个月内就会再长成一个完整的肝，可想而知肝细胞的再生能力顽强到怎样惊人的地步。

明明是尽心尽责的"老好人"，转身却变成暗地伤人的"狠杀手"，怎么看都是人们自己不知爱护和不懂珍惜造成的。本来它每天都承担那么多那么繁重的工作，已经够辛苦了，你还不知珍惜爱护，不得病才怪。由此可见养肝护肝意义之重大了。肝脏虽然永远是一副"俯首甘为孺子牛"的任劳任怨的状态，但凡事都有度，只有善加呵护，才能避免它变成"横眉冷对千夫指"的"健康杀手"。

20 世纪 50 年代，我读的是西医本科，所以对西医里说的肝脏比较熟悉，这个具体的器官是中医肝系统的一个重要组成部分。中医说的肝，它不是解剖学上的肝，是涵盖了多种生理病理、外化到具体功用和表征的一个概念，就像一个集体，是牵一发而动全身的关系。西医的肝呢，是具体的，可以明确地指出它在哪里，形状是怎样的。而中医，重要的是那个职位而不是指一个具体的人，比如将军，它指的是这个职位应该担负的任务和职责。听起来很像一件事情的两种表达方式，但其实是两种看待问题的角度。西医方面，肝脏仅仅指一个肝脏，它负责的可能只是现在这种状态下它要做的事情。对于将军这个职位，你就不能眼睛只放在那个在其位的人身上，而要时刻去看他所做的事情，就好比是中医的肝，医生不会总是对着那个实存的肝脏找问题，而是要关注肝所担负的任务里触及的各个角落、细枝末节。这些是中西医的区别所在。

3. 遍布全身的"肝"

中国有句话："身体发肤，受之父母，不敢毁伤，孝之始也。"就是说我们身体的全部都是父母给我们的，是有用的，我们不可以伤害它们，这是孝顺的开始。但西方人似乎没有这样的顾虑，他们的外科相当发达，在人身体上动刀子从来不手软。不仅对于阑尾、扁桃体等这种被很多人认为可能真没什么用的器官，而且连看来关乎生死的部位，他们的研究也显示，即使大部分切除，人还是可以活着的。

比如肾，中医的"先天之本"，当它因为病变或者受伤而无法正常过滤血液的时候，切除其中一个，人照样可以活，甚至两个都没有了，借助透析机，生命还是可以维系的。

再比如脾和胃，中医的"后天之本"，万不得已的时候，还要切除大部分。还有大肠小肠，缠缠绕绕遍布人体腹部，长度可达七八米，也有大部分被移除的可能。又譬如说胆，胆囊切除手术现在甚至都不是大手术。至于肺，切掉一叶，呼吸基本能保持正常。

好了，心、肝、脾、肺、肾，所谓的"五脏"；胃、胆、大肠、小肠、三焦、膀胱，很多人可能并不清楚的"六腑"，所有这些，只要是在西医上有对应器官的，大部分都可以切除，数数之前我列的，还有些什么没有被提到的？

且说说心和肝，心是生命中枢，切除了它，人也活不成了。肝呢，部分切除是可以的，若完全不要，目前还没有这样的科学技术来支撑一个生命。

我们必须要明确的是，中医所说的"五脏六腑"并非西医这样一个一个单独器官，根本上属于另一种概念。但至少说明，对于生命心和肝是绝对不能失去的。想想我们平常怎么形容最重要的人或者事物，"心肝宝贝"对不对，这是最最重要的，比如爱人、比如孩子，才担得起"心肝宝贝"这样的称呼，不是吗？

你看，不管是科学严谨的西医，还是目不识丁的老人，人类对"肝"的重视都是显而易见的。那么，中医所说的肝又是怎么回事呢？

人的身体内部和一座城市一样，血脉经络纵横，就像无数条大街小道，五脏六腑则如一栋一栋建筑。运行其中的是由饮食化生的种种物质，包括实存的血液、津液，也包含所谓的精、气、神等，这些东西如果运行通畅，不堵塞、不混乱、不发生事故，身体这座城市就能维持正常。

可身体里的这些津液气血不是车辆，不自带发动机、内燃机，更没有司机，它们的运行是需要动力的，动力是什么呢？

中医说气，不仅是充盈体内的气，更重要的，它也是所有物质得以动起来的原动力。城市拥堵，交通瘫痪，主要问题往往不是车辆、建筑太多，也不是来自车辆设备或者司机技术，而是规划部门设计的不科学。同样，身体物质运行不畅，大部分情况也跟精血津液生化功能无关，而是作为动力的气，它的疏散运行受到了阻隔，归根结底，源头在交通网络规划布置者那里。身体里负责这些气升降运行、流布散逸的是什么呢？

"司疏泄者肝也"，元代朱震亨在他的《格致余论》中做了这样的总结，看起来好像到了元代晚期才出现"肝主疏泄"的定论，其实却是朱震亨通过对《黄帝内经》等历代医家医书医案研究之后做的总论。人身体里的气机之所以畅通不凝滞、散布不郁结，就是因为肝有疏通和调畅的作用。

肝通过掌控气机的运行，而对人全身各个部分产生影响。并且，也的确有一条与肝息息相关的经络贯行遍布于人的身体里，其勾连、抵达、牵涉的各个部位都和肝有着千丝万缕的联系。

西医就不同了，西医认为的肝就是那个实实在在、非常具体的脏器，主要的作用是解毒、排毒等，可是中医的肝却不能用一个实在的脏器去表达，因为它更是一个遍布全身的系统。

也可以这样说，肝遍布了全身，所以很多病都可以从肝治。这也说明了肝的重要性，我很多治病的方子会从肝出发，把肝调理好了，那身体自然也逐渐好了，疾病可以得到有效的治疗。

比如说你眼睛干涩了，其实这就是一个信号，可能暗示你的肝有问题了。中医上讲，眼睛的视觉功能跟五脏六腑的精气有关，但主要依赖肝所藏的血来濡养，如果肝血不足，那么眼睛就会干涩，或者视力模糊，或者是夜盲。肝脏和眼睛的关系密切，因此，肝的功能是否正常可以从眼睛来看，眼睛有病了，往往可以从肝来进行调养。

4. 女子以肝为先天

　　学生把写好的病历放到桌上，我拿起来，借助放大镜来看。人老了，眼睛不中用了，这放大镜是我看病的必备工具。我抬头看了一下坐在右手边的女性，又看了看病历。上面写着，姓孟，49岁，已绝经，有慢性盆腔炎。吃过药后身体乏力好转了不少，但头部仍有麻木感、脱发、双目干涩、耳鸣、干咳、咽干、黏痰、手足凉等，小便色黄，排便不规律，且大便质稀不成形，总是觉得大便排不尽；睡眠也不好，入睡困难，即使睡着了，也很容易醒过来，一旦醒过来想要再次入睡就难了。

很多女性病我都会从肝治，女人要养肝，这是个定论。清代著名医学家叶天士也提出"女子以肝为先天"。那为什么女性要重视养肝呢？这要从肝的功能谈起。首先，肝藏血。我想不是读中医的人，也能经常听到这个词吧。

女人的生理活动是以肝血为中心的，发育之后每个月都会造访的"好朋友"月经，还有怀孕、生育、哺乳等，都离不开血。正是因为血对女人如此重要，所以女人要注重养血，我们知道，肝有储藏血的功能，所以女人要养血必先养肝。古人很早就认识到这点了，所以很多名家采取的治疗方法大多从养肝开始。

张仲景的《景岳全书》说："女子以血为主，血旺则经调而子嗣。"就是说女性是以血为主的，如果气血充足，那么月经正常，也会有子嗣。但若是血不充足了，也就是说肝藏血的功能失常，那么就会导致月经不调、怀孕困难、哺乳困难等，因此，他在书中提到，妇人病，必须重视调肝。

女性朋友们也可以自己判断自己的肝是不是应该调养了。我在这里教大家一个最简单的方法，从月经看。若是经期血流量正常，那么说明你的肝血充足，这也就是说你的肝是正常的。但若经期血流量过多或者是过少，说明肝脏有问题，应该引起重视。

血流量过多，具体包括两种情况，第一种是月经总是提前来潮的人，另外一种是月经量过多的人，可能这两者兼而有之，与一般人相比，她们流的血比较多，这类人会更容易贫血。在中医看来，血流量过多也跟肝有关。肝除了有储藏血的功能之外，还有调节血量的功能，肝功能正常的话，就可以及时地把肝血调节到人体所需要的地方。如果女性肝气虚弱，无力调节血流量，"不受控制"的血就会偏离原来的运行通道，造成月经量过多的情况，久而久之，肯定会贫血。

贫血也是女性最常见的病症之一。正因为在女性之中很常见，所以很多人都不把它当回事，认为贫血是正常的。然而，这却是不正常的。我们身体的五脏六腑都需要血来滋养，临床上经常说"肝为五脏之贼"，意思是说肝能够滋养五脏六腑，当肝出现问题的时候，五脏六腑就会受到影响，当你身体里的血少了，影响了五脏六腑，身体就会虚弱，很容易让各种疾病乘虚而入。因此，千万不可忽视贫血。

针对贫血，我推荐一个比较实用简单的方法：多喝红枣枸杞茶，有滋补肝肾、补血益气等作用。有些女性贫血，也会导致月经不正常，要么时间总是推迟，要么就是月经量过少，两三天就结束了。这种情况也是从肝养，因为肝是人体的"血库"，不但能够贮藏血液，还能调节血量，肝血充足了，月经也会正常，但是肝血不充足，那血流量也就会减少，甚至闭经。

综合来说，女子一生以血为重，肝血充足是女子生理特点所依赖的基础。正因为肝对女子的影响很突出，所以历代名家治疗妇女病的时候偏好从肝入手。

5. "一卵双生"的肝和肾

看过古医书的人都知道医书上有不少生僻字、难字或者容易读错的字，这正是读中医古书的难点之一，尤其对于学中医的人来说，更不可忽视这些容易读错、用错的字，不然容易造成种种弊害。

以一本书上的故事为例，这也是我特别喜欢的故事之一。明初浙江名医戴元礼，太祖时被征为宫廷御医。某天，他信步走在南京的街头，见一位患者在街边诊所向一医生求医，这位医生诊完病，患者取了方子就离开了诊室。接着这位医生快步追出来，向患者嘱咐说："煎药的时候不要忘记加一块锡，放在药罐子里跟其他药一同煎煮。"刚好在旁边的戴氏听到了，感到很奇怪，心里琢磨着自己行医这么多年，从未听过有这种煎法。

于是，他特意过去问了这位医生，为什么他开给患者的方子中要加锡？医生答道："喔！这是一张古方，书上是有记载的。"戴氏很好奇，问在哪本书上看到这方子，医生就取出一卷书，戴氏拿过来仔细阅读，发现里面的方子中并不是要求加"锡"，而是要加"餳"，今简写为"饧"，意思是用麦芽和谷芽熬成的糖。戴氏给医生指出其读法和用法上的错误，此事还被传为医林笑谈。

作为中医临床文献专业的研究生，有坚实的学术和临床基础固然重要，但也要在古汉语和文字表述方面有扎实的功底。因为古医书上的有些字的确难以辨认，读错用错也是正常，但是作为一个救死扶伤的医生，一定要搞清楚其中的差别，在生死面前，决不可轻率。遇到生僻陌生的字，也不要理所当然地以为是这样读，而是要查阅资料来确认那个字是不是这样读，是不是这个意思。总之在对待医学这件事上，要有严谨认真的态度。

我教学生也一样，要求他们对待中医要认真严谨，也鼓励他们继承和创新。我把我数十年积累的知识和经验传授给学生们时也跟他们说："我给你们的东西是我自己体会和总结的，你们学了，或许其中有不认可的地方，我也不强求你们跟我的观点一致，能见到疗效便是好的。"我也经常鼓励他们要超过老师，因此更要博采众长，切不可囿于一家之言，要勤学多思才是，切不可死于古人句下，只有这样，中医这项事业才能继往开来，兴旺发达。

有一次我看一本书上说到，肝为先天之本，心里就疑惑，《医宗必读》曾提出肾为先天之本。可这里怎么变成肝了？虽然只有一字之差，但肝和肾是各自不同的脏器。面对这一比较新颖的说法，我不会先去否定，而是带着批判的、认真的态度看下去，毕竟书是死的，人是活的，要多去阅读，多接触不一样的想法，然后多去思考，总结出自己的一套知识和经验。

先天一般指的是人体受胎时的胎元，这里的胎元指的是母体中培育胎儿生长发育的元气，也就是精气，从父母那里遗传而来的，也就是还没出生之前，就已经存在胎儿的体内了，是生命的本原，藏在肾里，肾藏精，这是先天之精，而且先天之本越好的人，生长发育也会比较快，脏腑功能也会比较好。

不得不说的是，肝和肾在的关系是密切的，《黄帝内经》上说"肝肾同源"，肝和肾在结构上、功能上是有差异的，但是它们俩的起源相同。从先天的角度来讲，《素问·阴阳应象大论》说"肾生骨髓，髓生肝"，所以它们都是起源于生殖之精。从后天的角度来讲，不论是肝还是肾，都有赖于肾中所藏的先天和后天综合之精的充养。

肝藏血，肾藏精，精和血是相互滋养的，肾精只有得到充足的肝血才可以得到滋养，肝血充足了，能使血化成精，肾精也就充足了。如果肝血不充足，那么肾精就缺少了化生之源，也会逐渐亏损起来，继而出现一系列的肾虚之证。肾精充足了，那也会滋养血的化生，而肾精不足，那么肝血也会随之不足。因此，"肝肾同源"又称为"精血同源"。在五行中，肾属水，肝属木，水能生木，木能涵水，相互滋养。

由于肝和肾关系密切，很多病都是肝肾同治。仲景常采用调肝补肾法，我简单说一下他调肝补肾法里面的药材，比如熟地、山茰肉等，归肝肾经，能够滋补肝和肾，其中山茰肉的酸涩又能入肝。近代有不少专家也用这种补肾调肝法来治疗肝肾亏虚证的肾炎和糖尿病，取得不错的疗效。

回到肝为何为先天之本，我继续看下去，原来是从男人和女人的角度来考虑的，男子以肾为先天之本，女子以肝为先天之本。这么一说，倒也很有道理。

有不少医书指出，"男子以精为主，女子以血为主"。男子的生理特点跟精的关系非常密切，从生精到排精，都离不开肾，因为肾藏精。而女性从生理特点来讲，一生都离不开血，从来月经开始，便与血结下了一生的"缘分"，上一节我也说过了肝对女性的重要性，因此，清代著名医学家叶天士说："男以肾为先天，女以肝为先天。"

不论是以肾为先天，还是以肝为先天，我认为都是有道理的，这也恰恰说明了两者的重要性。对于男性，肾很重要，但也不要忽视肝，充足的肝血才会化成精，肝血不足，化成精的也不多，肾里面的精"只出不进"，也免不了亏空呀。女性呢，也不能忽视肾，因为肾里面的精气充足了，肝血才会充足。所以，我认为肝和肾是同等重要的，两者相互影响，又相互制约，想要获得健康，缺一不可。

准确来说，肯定是以肾为先天之本。我说肝为先天之本有道理，是因为人们逐渐认识到了肝的重要性，也了解到了在人体中，肝的角色就像是统领全局的将军，其他部位都等着它的调配，难怪书上说，肝脏是将军之官，很有道理。将军要是出现了问题，事情很容易乱了套，比如说将军带领着兵士去打仗，没想到将军被对方的领头抓了或者杀了，就算是多训练有素的兵士，突然群龙无首，也会方寸大乱。因此，肝脏是将军，要是它出现了问题，等着它调配的其他部位也会乱，所以有人说，肝脏也是"五脏六腑之贼"，能偷走其他部位的健康。

肝藏血主要表现在 3 个方面：一是贮藏血液，此时的肝脏相当于一座"血库",哪里需要血,就及时把血输送到哪里,以保证各个脏腑组织维持相应功能;二是调节血量,王冰在《黄帝内经·素问》中提到,"肝藏血,心行血,人动则血运于诸经,人静则血归于肝",意思是说,人运动的时候,肝脏会把血运送到所需要的地方,而人体静止下来时,血液又会重新回到肝;最后,肝有收摄血液、防止出血的功能,肝藏血能够将血液收摄于经脉之中,就不会因为经脉中的血过多而溢出脉外导致出血。

就是因为肝脏的各种功能,所以人体的各个脏腑之间是密切联系的,它们之间相互联系,又相互制约。

肝与肾二者同源,刚才也说明了两者的关系。肝与脾呢?脾的运化必须通过肝的疏泄才能起到作用,而脾运化功能不良,也会影响肝的疏泄。肝主调全身之血,肺主调全身之气。肝向身体的各个地方输送血液,离不开动力,也就是肺要调动全身之气,肝才会有动力输送血液。反之，血液不足，也会影响肺。肝与心的关系主要是血液环流与血量调节，假若心血不足，就会影响肝的调节，肝血不足也可影响心的功能。

肝与五脏的关系如上面所说，如果肝真的出现了问题，就是将军出现了问题，没有了统领的人，乱也是必然的。因此，若要健康长寿，养肝是必要的，养肝就是养命。

肝脏是一个非常重要的脏器，俗话说，百病从肝治，也就是说，即使很多病的诊断结果是其他部位出现了问题，也可以从肝治。我举一例子，一位患者脾胃不好，我从肝来论治，也能达到治疗的效果。要深究原因的话，这是因为其他四脏跟肝的关系密切，很多病都可以从肝那里找到根源。治病若要疗效好，唯有釜底抽薪，从根本上解决问题。

第二章

身体不舒服，根源多在肝

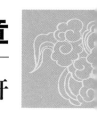

1. 偷走健康的大盗贼

"既生瑜何生亮！"周瑜仰天长叹、连叫数声之后倒地而亡，时年 36 岁。这出自于《三国演义》中"诸葛亮三气周瑜"的故事，也是一个家喻户晓的故事了，每每看到这段，我便不禁沉思，感叹诸葛亮的足智多谋，也可惜周瑜的早逝。造成周瑜英年早逝的最根本原因，其实很简单，是心态的问题，周瑜没有正确的心态来面对一个比自己厉害的人。从一个医生的角度来说，一个人的心态很重要，尤其是这种大起大落的心情最要不得，会严重影响人体健康。

有人说："那只是小说，何必当真！"

还别不信，真的有可能发生。因为"怒伤肝，喜伤心，思伤脾，悲伤肺，恐伤肾"，情志往往跟脏腑的关系密切，当情感达到一定的程度，超过了人体生理与心理适应的能力，就很容易导致相应的脏腑出现问题。人有七情六欲，人生在世，谁又能绕得过这些呢？适度的七情六欲是没有问题的，但是过了度，就会对身体的健康产生不利的影响。

中医经典《黄帝内经》中有一句话："大怒则形气绝，而血菀于上，使人薄厥。"意思是大怒会造成形与气的隔绝，也就是肝气上逆，血就随着气升，然后血就会淤积在头部，使人发生昏厥，甚至导致暴亡。怒气是由肝而生的，根据五行与五脏的对应关系中"肝属木，有生发"的特点，平时我们所说的怒火攻心，所谓的怒火主要指肝火，发怒了，就会肝阳上亢，肝气就会迅速地生发起来，而迅速生发的肝火很容易就出现过度的状态，使肝气受损。

将人体脏器和阴阳五行联系起来而发展的学说是藏象学说，是中医特有的、深奥的学说，即使一个人用一辈子的时间去研究也研究不完。我不说深奥的东西，简单举个例子，比如说，我的肝出现问题了，就要从肾来考虑怎么治疗，因为肝的象是木，而肾的象是水，水生木，这么一分析，是不是比较容易理解了呢。

如果还不懂，我再举一个例子，我治脾胃病的时候，很多都是从肝的方面去考虑的。因为在藏象学中，肝属木，有藏血功能，且主疏泄条达；脾胃属土，胃主受纳，脾主运化而木土相克。只有肝疏泄条达正常才可以帮助脾的运化，还可以帮助胃的受纳。也就是说，一旦肝出现问题，很容易影响脾胃。相应地，要是脾胃出现了问题，也会导致肝气失调。

在中医里，"肝"的概念很广泛，它不单单指一个脏器，而是指人体里的一个小系统，牵一发而动全身。那么要怎么样保护肝呢？不是说，肝脏是个"沉默的脏器"吗？它一直闷声不说话，我们又怎么能知道它哪里出现问题了？是的，它不会说话，但是如果肝脏真的有什么问题了，它会给我们信号，只是平时忙碌于生活、劳累于工作的我们忽视了这些而已，而这种忽视也像种下了定时炸弹，一旦发作就让人猝不及防。

《黄帝内经》里也说了："是故圣人不治已病治未病，不治已乱治未乱，此之谓也。夫病已成而后药之，乱已成而后治之，譬犹渴而穿井；斗而铸锥，不亦晚乎！"意思是圣人不治已经发生的疾病，而是倡导未病先防；不治理已经形成的动乱，而是在动乱未发生之前就疏导好了，说的就是这个道理。假如疾病形成以后才来治疗，动乱形成之后才来治理，这就好像口渴了才想到去挖井，发生战争了才去铸造兵器，那就太晚了。这也是这本书一直强调的一个思想：防患于未然，把疾病扼杀在摇篮中。

而肝给出的信号就是为了提醒我们防患于未然，防治将要发生的疾病，及时做出应对措施。它这么"沉默寡言"，我们要如何去发现它发出的隐晦的信号呢？

其实日常生活中有很多的蛛丝马迹，比如周瑜的故事，我们说大怒伤肝，假如原本一个平静从容的人突然改变了性子，变得易怒，说明是时候该好好养肝了。我治过很多像这样的患者，一般我会劝他们先控制一下自己的情绪，动不动就大动肝火的话，不管多轻的病，都达不到好的治疗效果。

人生不如意之事十有八九，如果每遇到一个不如意，都要生气一下，就是有 10 个肝，也不够伤呀！有相当一部分人觉得，说得挺简单的，但是要做到却很难，气上来了，哪管什么三七二十一，先发火再说。的确是这样，要达到这种淡然处之的态度是靠长期的积累形成的。我认为最重要的是要保持一颗平常心，无论遇到多么气愤的事情，先深呼吸，在心里告诫自己，要冷静，要保持平常心，然后可以站在对方的角度来考虑一下问题，或许事情就迎刃而解了。如果你真的很生气，无法排解，找一个亲近的朋友或者亲人去倾诉也是一个法子，因为倾诉也是一种很好的自我心理调节的方法。

关于情志疾患的治疗，从历代的中医文献分析，大致有两类治法：一类是以药物、针灸为主来施治的，具体开什么药、怎么针灸要根据个人具体的情况来决定。第二类则是结合五行学说创立五志相胜疗法，具体为怒伤肝，但悲胜怒；喜伤心，但恐胜喜；忧伤肺，但喜胜忧；恐伤肾，而思胜恐。这都是有一定的理论依据的，现在我将我看到的古代名医治案与有关文献列举一些来说明。

在《图书集成医部全录》里说到一个故事：一女的许婚后，其丈夫经商两年不归，该女子郁郁寡欢，忧思成疾，吃不下饭，总感觉困顿不堪，躺卧在床，整天面对着墙壁躺着，没有其他病。女子的父亲很担心，请来丹溪翁朱震亨为其治疗，并告诉他女儿这样的原因。丹溪翁把完脉，对女子的父亲说："这种忧思导致了她心情郁闷，只用药物是难以治疗的，如果让她开心起来就可以解开郁闷，或者让她大怒也行。"于是她父亲就打了她一巴掌，还故意诬告她有婚外情。听了这话之后，女子果然大怒而号啕大哭起来，哭了许久之后，就感到肚子饿了。这也说明了悲则气消，怒则胜思。但这也是暂时的，所以丹溪翁又跟女子的父亲说："病情虽然有所好转，要痊愈还是要让她开心起来。"于是她的父亲派人告诉她丈夫女子的情况，让他赶紧回来，果然，女子的疾病在见了丈夫之后也就跟着慢慢好了起来。

另外，张子和的《儒门事亲》里也有一个故事：有一个名叫项关令的举人找张子和治病，说他的妻子得了一种怪病，不思饮食，还整天大喊大叫，怒气冲天，有时候怒到想杀了左右的人。半年里看了很多医生，吃了很多的药，都没有用。张子和听了事情的原委之后，认为要治疗此病用药物难以奏效，因此主张用逗笑的办法来治疗。他让患者家属找来两名将脸涂成五颜六色的老妇，并让其在患者面前特意扭扭捏捏地做出许多滑稽的动作，让患者心情愉悦起来，果然，患者一高兴，病情就减轻了。接着，张氏又叫了两名妇人在患者面前狼吞虎咽地吃东西，并不断地说味道好极了，果然，患者看了也想要吃东西。如此数日，患者怒气减少了，食欲增加了，久而久之，病情逐渐好转了。

从《素问·阴阳应象大论》"悲胜怒""恐胜喜""怒

胜思""喜胜忧""思胜恐"的理论来看,治疗情志疾病是以五行生克作为立论基础的,但也不宜拘泥于此说法,五志相胜实际上是一种调整整体气机的疗法,人们只要掌握情志对于气机运行的影响,就可以采用此法,但不必拘泥于相生相克之说。

我总结一下,在中医里讲的是五脏之间的相生相克,且跟情志关系非常密切。因此,要养好肝,必须从控制情绪开始,不论遇到任何事,都要尽量保持一个平和的心态,也不能忽视肝给出的信号,及时防治未发生的疾病。

针对肝火旺的情况,多吃些对清肝火有效的食物也是一个不错的辅助治疗方法。水果中要吃凉性和寒性的,凉性水果包括火龙果、苹果、梨、草莓、枇杷等,寒性水果包括西瓜、番茄、奇异果、橘子等。蔬菜呢,可以多吃苦瓜、百合、莲藕、莴笋等。

2. 魂不守舍，怎能安睡？

我先说一个故事，还是出自张子和的《儒门事亲》。有一个家境富裕的妇人，她忧思悲伤过度，整整两年都失眠，请了好多大夫，也吃了好多药，就是治不好，她的丈夫就请戴人来治病，戴人是张子和的号，戴人就说："从两只手的脉象来看都比较缓，是因为脾主思。"戴人诊完病，说了一个治病的法子，就是让她的丈夫惹她发怒。于是丈夫拿了她的钱财，喝了几天的酒，果然那位妇人就怒了，大怒汗出，当夜就觉得困了，之后连续八九天晚上睡觉都不醒，睡眠质量、食欲逐渐改善，脉象也平和了。

这是上一节说到的五志相胜法来治疗疾病，不过这一节不是继续讨论这种疗法，从这个小故事可以看出，忧思过度会引起失眠。忧思伤脾，所以连带着食欲都不好了，这再次体现了中医所说的牵一发而动全身的关系。

睡眠是人类基本生活的需要之一，以前日出而作，日落而息，紧跟着自然的规律来休息，是一种健康的生活方式。但在竞争越来越激烈的现代社会当中，人们每天忙于工作，可能下了班回到家也闲不下来，生活节奏的加快，使人压力增大，心理负担也加重了，于是越来越多的人失眠了。很多来找我的患者，不论男人还是女人，都反映过自己的睡眠有问题，或轻或重，总之，失眠已经成为一种比较普遍的问题了。

失眠程度不一，有多种具体的表现。轻的，入睡比较困难，或者睡着了也很容易醒过来，醒了之后很难再次睡着；程度重的，可能会整夜睡不着觉，而且还会有头晕、头痛、烦躁、消瘦、乏力等症状，如果已经到达这种程度了还是赶紧去医院治疗，不要掉以轻心。

引起失眠的原因有很多，其中最根本的原因要从五脏六腑里找，尤其要从肝找。说到疾病的问题，我偏好用医学中的书籍来佐证我的观点。在这里说个题外话，中医基础理论，迄今仍然以《黄帝内经》等书的理论作为主体的骨干。《黄帝内经》可以说是最早的医学著作了，它大概成书于战国后期，虽然成书很早，但书里的学术理论价值都很高。这就反映了早在两千多年前，中医学理论的科学性和系统性已经达到了相当高的水平。它就像是中医的一个底，后世中医学的各种理论都是在这个基础上发展演变的。

　　由上面的故事知道，妇人因为忧思哀伤过度，出现了失眠。《黄帝内经》说："肝，悲哀动中则伤魂，魂伤则狂妄不精，不精则不正。"意思是肝如果过度悲伤就会影响内脏，就会伤魂，这里的魂是指精神活动之一，而魂伤会令人出现精神紊乱的症状，导致肝脏藏血的功能衰退。

　　肝和失眠又有什么关系呢？中医认为，阳盛阴衰、阴阳失交是其基本病理。《类证治裁·不寐》说："阳气自静而之动，则寤；阴气自静而之动，则寐；不寐者，病在阳不交阴也。"阳气从静止变得运动起来，是睡醒了；阴气从静止而动起来，则会让人睡不着。失眠这个病的原因是阳不交阴。落实到具体脏腑，心肝脾肾都有责任，而现代人因情志所伤、过度劳累、饮食不节、久病体虚等原因令肝阴阳失调，阳盛阴衰，阳不入阴，具体表现为肝气郁结、肝阳上亢、肝之阴血内耗等，继而引起了失眠。

又说"肝藏血，血舍魂"，意思就是肝有藏血功能，而魂的功能能正常运作则是依赖于血的充足。因此，如果你感觉到精神状态不好了，那就是你的肝血不足了；而肝血不足，那就说明肝有问题了；肝有问题了，血就更不充足了，患者就更容易失眠。

反之，从睡眠的状况也可以判断出肝的情况。肝是在凌晨1点到3点之间工作的，这时肝的代谢最为旺盛。我们也知道，肝主筋。中医上叫"筋"，西医叫"神经"，如果刚好赶上这人肝火旺，神经也会兴奋，那么就容易出现睡眠障碍。所谓的睡眠障碍，包括失眠，或者凌晨1点到3点的时候醒了再也睡不着了，或者是多梦。像是睡觉的时候有一点声响都能听见并被吵醒，或者晚上睡觉跟没睡一个样，第二天起来非常疲劳。

在《中国当代名医验方大全》一书中有治疗失眠的方子——枸杞枣仁汤，枸杞30克，炒枣仁40克，五味子10克，将上述三味药和匀，分成5份，每天就用 1 份，用开水浸泡，代茶饮。如果心律不齐而失眠症状较轻，枣仁和枸杞的量应该相同。如果单纯失眠，则枣仁的量应该大一些。如果患者胃酸分泌过多，可以不用五味子，而换成白豆蔻 5 克。服药的时候可适当加入白糖或者麦乳精来调味，让口感更好一些。

　　肝火旺的话，我们就要降火，喝喝凉茶，或者吃些清淡的食物，千万不要吃油腻、高脂肪的食物，这只会令肝火更旺，睡眠障碍更为严重。因此，要解决睡眠障碍，首先要从养肝入手。

　　最好的养肝时间是在丑时，也就是凌晨 1 点到 3 点，这个时间段肝经当令，正是肝血新陈代谢、自我修复的最佳时段，阳气逐渐生发起来。在凌晨 1 点之前能进入深度睡眠状态的话，有利于肝血的新陈代谢。如果你这时候还熬夜，那么血液就不能回归"血库"——肝，而是忙着给不休息的你提供能量，维持人体基本的思维和活动，肝血就无法进行新陈代谢。

3．别把亚健康不当一回事

　　大家都知道孙思邈，没错，我说的就是唐代著名的医学家，他撰有驰名中外的《千金要方》《千金翼方》等医学方书。我每次读他的著作，都惊叹于他精湛的医疗技术，更让人佩服的是他的医学精神，即使过了1000多年也不会从历史的长河中消失，为后世学医者树立了良好的医德典范，并为后世医家广泛称颂。

　　对待患者的态度方面，他说："若有疾厄来求救者，不得问其贵贱贫富，长幼妍媸，怨亲善友，华夷愚智，普同一等，皆如至亲之想。"意思是如果有因为疾病来求救的人，不论他们地位高低，家境贫富，年龄长幼，相貌美丑，关系亲疏，汉族或是异族，愚者或是智者，都应该一视同仁，要像对待最亲密的人一样对待他们。

因为他有这么一种"大爱"的高尚医德，所以他对待患者有高度同情心理，认为抢救患者应该不分昼夜、寒暑、饥渴、劳顿等情况，而是要"一心赴救"，因为在他的心目中，"人命至重，贵于千金，一方济之，德逾与此"。就是说，人命比千金还要贵重，这也是他的代表作命名的由来，可见，他将救治患者生命看得比什么都重要。

因为孙思邈的医术和医德，他被认为是"明医"之一。何谓"明医"？"明医"与"名医"相似，但二者"同中有异"，因此我们不能完全等同看待。所谓"名医"，就是指那些学术水平高，在社会上的名望重的医者，这可以说是基本的要素和条件，但可能因为有社会、人事、机构、媒体等多种复杂的因素，很有可能名不副实。而"明医"呢，我觉得不应该有这样个别的情况，"明医"一定是学验俱富，不仅是学理丰富、明晰，并且还要具有远见卓识，孙思邈就是其中一个，他不但有着明医的特质，而且还心系病患，不是以病为主体，而是以人为主体，他深知善医者，必先医其身心，而后才医其身。

为医者，当如此，西医也好，中医也好，以人为本，要急患者所急，痛患者所痛。《黄帝内经》也早就开始强调身心同治了。中医强调的就是这种"调心"和"调身"一样重要的疾病治疗理念。

人有七情六欲，若过了度，难免会造成伤害，这就是所谓的情志病。在如今节奏紧张的现代生活中，生活和工作的压力不断加重，时间久了会导致心情烦躁、火气大，这也是现代人亚健康的一种表现。

亚健康，相当于古人认为的"疾"。在古人的观念中，"疾"和"病"是不同的。"疾"指的是不易察觉的小病小痛，只有当病情发展到可见的程度时，才可称为"病"。因此，亚健康就相当于"疾"，是指人体处于疾病和健康之间的一种状态，这种状态很危险，不及时制止，会往"病"的方向发展。

像这种因为情志方面的因素引起的疾病，如果不先从"治心"开始，喝再多的药也没用，只能在一定程度上缓解病情，却无法实现本质上的改变。人患病之后，也会影响自身的心情，或者因为病情没有得到改善而出现焦虑、抑郁等，精神负担加重的同时，又加重了病情。中医深知以人为本的重要性，细数历史上有名的医学家，都会从人的心情入手，这是基础，再加上丰富的治病经验，使患者药到病除，就如孙思邈，他的医德和治疗疾病的方式即使在今天也是我们学习的榜样。

情志很容易影响肝脏。肝喜条达而恶抑郁，一旦抑郁，造成肝气郁结，就会影响肝主疏泄的功能。肝主疏泄，意思是肝气具有疏通、畅达全身气机的作用，脾胃的运化、胆汁的分泌排泄，以及情志的舒畅等都是肝的疏泄功能在运作，不然很容易出现脾胃运化失调，胆汁分泌排泄不正常，以及肝气郁结。

不要以为肝气郁结不严重，肝郁不舒，很容易化成肝火，也就是我们所说的肝火上炎，这样就很容易损耗身体里的肝阴，导致阴阳失调。现在很多气、火、痰、风等病理变化过程，其根源往往与肝气郁结有关。

长期抑郁会伤肝，使肝气不顺，气血瘀滞不通。中医提出"不通则痛"的基本理论，抑郁在心，得不到疏导，引起周身气血运行紊乱，身体各个脏器也会受到干扰，就为疾病的产生提供了各种可能。

其实亚健康状态自己是可以判断的，最典型的表现是总觉得很疲劳。在生活中，总是觉得情绪低落，且精神不佳，昏昏欲睡，反应也比以前迟钝一些，注意力不集中，非常健忘，烦躁、焦虑、易怒等，当这些症状经常出现时，你就要警惕了，这是亚健康的表现之一。此时就是将病还未病的时候，这么一说，亚健康状态不就相当于中医学的"未病"状态吗？

中医一直强调"上工治未病"，这个可以追溯到公元前的战国时期，当时有一位叫扁鹊的明医，就是历史上"上工治未病"的杰出代表。

我看过司马迁的《史记》，尤其是讲到医学方面的，我更加有兴趣，据《史记·扁鹊仓公列传》记载，扁鹊是一位掌握多种医疗技能，擅长治疗内科、妇科、儿科、眼、耳等多科疾病的民间医生。他每到一个地方，就会调查当地常见的多发病，总结经验之后对当地百姓进行治疗，因此救治了很多人。

有一次，他路过齐国，齐桓侯接待了他。初次见面，扁鹊就对齐桓侯说："您有病，不过病的部位在身体的浅层，如果不治疗，病就会往深处发展。"齐桓侯回答说："我没有病。"且在扁鹊告辞之后对周围的人说："看来这医生都是贪图钱财的，我没有病也说我有病，扁鹊也不例外，想在我身上打主意。"过了 5 天，扁鹊再次见到了齐桓侯，还是那么直率地说："您现在的病都已经到了血脉，不赶紧治疗的话，会进一步加重。"桓侯听了之后仍然认为扁鹊为了贪图钱财才这样说的，因此很不高兴。又过了 5 天，他们二人又见面了，扁鹊说："您的病已经到了肠胃之间了，再不治疗，病情将继续恶化。"齐桓侯听了干脆不予理睬。又过了 5 天，扁鹊第四次见到了齐桓侯，但是这次他什么话都没说，就匆匆忙忙地走了。桓侯感到很奇怪，派人去追问扁鹊，扁鹊说："病在浅表、血脉和肠胃之间，可以通过吃药、针灸、外治等方法把它给治好，可现在齐桓侯的病已经深入骨髓了，实在无能为力了。"又过了 5 天，桓侯开始觉得身体不舒服，但再也找不到扁鹊了，没过多久就一命呜呼了。

　　"上工治未病"，"上工"是古代对预防疾病中技术精良的医生的尊称，所谓"治未病"，包括无病先防和已病而能及早察觉并予以正确处理两个方面。扁鹊的故事是后一种"治未病"，他察觉到了齐桓侯的病，只不过人家不信，导致错过了治疗的时机。后世医家也有不少类似的故事，但扁鹊的这段故事比较突出，表达了"治未病"的想法，确实对我们医务人员有很大的启发。作为一名肩负治病救人重任的医生，应不断地提高诊疗水平，诊病时要善于见微知著和防微杜渐，这样就能使本来可以预防或可以治疗的疾病不至于延误治疗的最佳时机。

　　对于广大人民群众来说，通过了解这个故事，在我们的脑子里应该加深对"预防为主""预防重于治疗"等符合辨证法的保健医疗思想的理解，密切配合医务人员，开展防病治病等活动，并采取各种措施，进一步提高健康水平。

4. 女人的幸福，重在养肝

　　刚看完一个患者，趁着下一个患者来之前的空当，我拿起桌子上的杯子喝起水来，喝了两口，刚放下杯子，他们就出现在我面前，一男一女，看样子是一对夫妻，我一看就知道是女性来看病。果不其然，那位女性在我的左手边坐下，而那位男性则是站在她的身后。那大概是在 3 月份左右。

　　经过交谈，我知道了患者是王中平先生的爱人，王平中先生是著名的书法家，各位读者或许对他的名字不甚熟悉，但是他的作品我相信很多人都看过，至少是听说过。清华大学的校训——自强不息、厚德载物，就是出自他之手。

有些人会好奇为什么我一眼就看出谁来看病。中医很注重望闻问切，王太太的脸色黑，没什么光泽，首先这一望，就能望出不少问题来。王先生补充说："余大夫，我妻子的脸色一直发黑，这是怎么回事呢？"

王太太说："对呀，余大夫，我最近老休息不好，血糖也高，同事见了我都问，你的脸色怎么这么晦暗。我刚开始也不当一回事，因为身体也没什么其他毛病，没想到后来脸色越来越黑。我开始有点害怕了。"

我拿起放大镜看病历，然后看了看她的舌头，问："平时有什么症状吗？"

"身体也没什么其他的毛病，就是睡觉不太好，有时候一个晚上就只睡了一个小时。我也知道这样不好，睡不着的时候总对自己说，睡吧睡吧，别想了，但是坚持一会儿就忍不住又开始想了。而且睡不着的时候，去厕所也特别频繁，后来去医院检查，我血糖也升高了。"

"想什么睡不着？"我问。

王太太说："就是家里有点什么事就爱生气，感觉脾气越来越不好了。"

站在一旁的王先生说了："我爱人跟我一起30多年了，为这个家里里外外操心了一辈子，我也理解她有时候会着急上火。我想我爱人脸色发黑，会不会是因为肾有毛病呀？我以前听说过肾跟黑色是有关系的。"

我说："不错，肾的确跟黑色有关系。"因为五色、五味和五脏是相合的。根据《黄帝内经》上说："白当肺、辛，赤当心、苦，青当肝、酸，黄当脾、甘，黑当肾、咸。"意思是白色合于肺脏和辛味，红色合于心脏和苦味，青色合于肝脏和酸味，黄色合于脾脏和甜味，黑色合于肾脏和咸味。王先生会这样想也是有道理的，不过中医诊病说的是辨证论治，不可能仅仅因为一个症状就去断定这是由什么原因引起的，而是要去分析、辨认疾病的症候，要以脏腑经络、病因、病机等基本理论为依据，然后通过望、闻、问、切四诊得来的症状、体征等来进行分析，得出结果之后，给出相应的治疗方法，并选方用药。

所以，王太太的脸色发黑跟肾确实有关系，可能是由肾的问题引起的，或者是别的脏器出现了问题，影响了肾也是有可能的。

我听他们说，王太太不只是脸色黑，手也是黑的，但是对身体不影响，照样去打乒乓球，照样操心家里的事情。本来她还不担心，可是后来脸色越来越黑，觉得不对劲，去了好几家医院看，都没有治好，越吃药脸色越是发黑。

王太太说："我跟我丈夫说，看了好多医院都没用，我都快失去信心了，因为身体也的确没有出现什么变化，要不就不看了。听我这么一说，我丈夫不愿意了，他就觉得老夫老妻的，必须得给我看好了。"

我点了点头，脉诊、舌诊都看完了，我分析了一下，不是肾的毛病，我对他们说："你们不用太过担心，不是肾有毛病，而是肝的问题，所以从肝来治会慢慢好起来的。我在病历上写了药方，你们照着药方拿药，先吃半个月试试，半个月之后再回来找我。"

于是他们俩就拿着药单出去了，我想他们此时还是半信半疑的吧，只不过因为实在没办法了，想再试一试。为什么我会说是肝的问题呢？一般我们说肝肾同源，也就是两个系统的关系非常密切，一方出现问题，另一方难免也会受影响，因此，肝有毛病影响了她的肾，表现在身上就是发黑了。

中医认为"有诸形于内，必形于外"，意思是人身体内部有了毛病，一定会在身体表面显现出来，如果肝脏出现了问题，那么其中的一个表现就是"面子问题"。俗话说："天黄有雨，人黄有病"，天空发黄预示着天要下雨，人的皮肤发黄就预示着健康出现了问题。中医认为，脸色发黄了，往往是因为气血不足、脾胃虚弱。气血和肝藏血功能有关，而脾胃呢，也跟肝脏有关，下一节会具体地讲解。

像这种"面子问题"，根源大多可以从肝找，尤其现在很多女性追求素颜美，想尽各种办法让自己的气色变得更好，有些人还买来护肤品，又涂又抹，可事实上却没有什么效果。

想要气色好，面色红润，并不是没办法，要找到根源，才能治标又治本，而女人气色不好的根源往往在肝。中医说"女子以肝为先天"，肝出现问题，皮肤变黄，甚至会冒痘痘、长色斑。肝好了，气色好了，皮肤也就好了，整个人看起来光彩照人，都不用买护肤品、化妆品了。

过了半个月，王先生夫妇俩来复诊了。她高兴地说："余大夫，我吃了半个月的药，我小孩说甭管是脸还是手，都没那么黑了，而且脸开始有光泽了。通过镜子，我能看见自己脸上明显的变化，我也高兴，就觉得起码是往好的方面发展。"

看来从肝来治效果良好，因此我又继续给她开药，她也继续来我这里治疗，大概经过半年时间的调理，她的脸色已恢复了正常，别人也说她现在看起来好多了。原先她一晚上睡一个小时，如今睡眠也好了，血糖也降下来了。她笑着说："以前我总对自己说，睡觉吧睡觉吧，别多想了，可是根本没效果。现在呢，躺在床上准备睡觉，我对自己说不想了，睡觉，还真的不想了，能一觉睡到天亮。"

女人要美丽，要以养肝为主，但女人的肝往往更容易受到伤害。肝主升发，具有疏泄之功，不仅要维护气机的疏通、畅达及升发，还要调畅情志活动，但是女人很容易被情志所伤，心情容易抑郁，造成肝气郁结，影响肝的疏泄，各种身体上的问题也就随之而来。

若是情志抑郁，肝就会失去条达，影响气血的流通，此时最容易发生月经病，如肝郁化火或者疏泄太过，会出现月经提前或者月经过多的情况。如果肝郁血滞、冲任受阻或者疏泄不及，那么月经会推迟、过少，甚至还会痛经。

古语有云：宁治十男子，莫治一妇人。就是说医生宁愿看十个男子，也不愿看一个女子。说明妇科病比较难治。难治的其中一个原因是因为女性更容易受情志的影响，稍受刺激，便会被情志所伤。尤其在现代社会中的女性，承受的压力也不断增加，这使得妇科病更加复杂难治了。

要知道，肝对女人的自信和漂亮起着重要的作用。因此，女人更需要重视养肝，身体从里到外都散发着健康的气色，才是真的漂亮。保持一个好心情，笑口常开，便是最简单又不花钱的养肝之法了。

饮食上怎么养肝呢？我认为女性可以多吃些芹菜、菠菜、莴笋、茄子、动物肝脏、蘑菇、黄瓜、莲子、银耳、菊花、玫瑰花、枸杞等食物。

其中枸杞子是中医补肾明目的重要药物之一，它有一个别名，叫"明目子"，顾名思义，就是能够明目。又因"肝开窍于目"，说明肝和眼睛是有关系的，因此枸杞子也是能养肝的，而且在临床上，枸杞子是抗脂肪肝的首选药物。这里有关于枸杞子的代茶饮，用 15 克枸杞子，15 克荷叶，15 克泽泻，开水冲泡，作为代茶饮，每天喝一些，非常适合脂肪肝、高脂血症的家庭保健，服用也方便，容易坚持下去。

5. 脾胃病从肝治

我父亲从小就跟着祖父奉仙公学医，18 岁就开始出诊了。由于受当时"西学东渐"思想的影响，1920 年，也就是父亲 20 岁的时候，主动去上海，先后受教于余凤宾博士以及德医维多富尔，主要学习西医内、外科诊疗。虽然父亲学习了西医，却依然坚持以改造中医为素志，也并没有否认西医，他主张"中医科学化，西医中国化"，认为医学会分中西医，只是因为国籍不同而被界限化了。但从本质上来说，医为仁术，不应有所谓的中西之分，而应该取长补短，为人民服务，久而久之，两者融会贯通，成为世界医学。

父亲心系中医，很擅长用经方，那什么是经方呢？后世医家认为《伤寒论》《金匮要略》等经典著作中的方剂为经方，以此学术观点为基础的一派医家被称为经方派。父亲跟着祖父学习医学的时候，祖父为他打下的学术基础就是以仲景论著为主，所以在他后来的临床诊病中也多用经方。

在他的多部论著中，最具代表性的是《伤寒论新义》和《金匮要略新义》，分别在 1940 年和 1952 年由中华书局和新医书局刊行，这两本书都突出了"图表注释"，都更加形象深入地阐发了里面的精义。其中《伤寒论新义》的问世，受到了中医界的重视，先后重印了 9 次之多。早在初版时，中医界的前辈学术名家丁福保、谢观、陈无咎等就曾热心为此书撰写推荐，他们认为这是对古籍整理、采用新法的积极贡献。

受父亲的影响，我也比较深入地研究过仲景。以肝为例，仲景深深知道肝为刚脏，刚脏的意思就是肝具有刚强之性，也主要体现在"肝气"方面，简单来说，当人受到精神刺激的时候，会变得急躁易怒，问题就是"肝气太过"，当然肝气不足也不好，人容易出现惊怕。刚暴难驯，一旦郁滞，就会影响肠胃的消化和吸收，因为肝经挟胃两旁，属肝。学中医的人知道这是什么意思，而老百姓可能不知道，所以我简单说一说，肝经挟胃两旁的意思，请看图1。

从脚趾开始到腹部位置结束的这条线就是足厥阴肝经，简称肝经。肝经上有14穴，分别为：大敦、行间、太冲、中封、蠡沟、中都、膝关、曲泉、阴包、足五里、阴廉、急脉、章门、期门。期门是肝经上的最上面的一穴，靠近脾胃，左右各有一肝经，所谓的挟胃两旁，就是肝经在胃的两边。

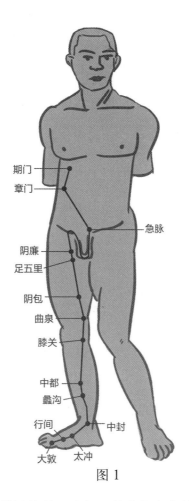

图 1

　　肝脏和脾胃的关系密切。首先从各自的功能入手，

肝主疏泄、主藏血。肝脏与其他脏腑、器官、经络等

紧密相连，且都是依赖气机的推动，而肝主全身气机的疏泄，肝好，才能使气机疏通畅达。

《临证指南医案》说肝"体阴而用阳"，高度概括了中医肝的生理状态和病理状态。按照中医基础理论的阴阳概念，物质的归于阴，功能性质的属于阳。肝的生理功能——藏血和主疏泄，属于阳的性质。主疏泄，一是调整全身气机，使之升降有序；二是帮助脾胃运化水谷；三是调理人的情志。许多病症，往往都是因为肝失疏泄或肝用阳的功能出现问题，其中一个就表现在脾胃上。

脾胃主运化、主受纳。运化的意思是指运化输送，吸收消化。受纳的意思是接受和容纳水谷，因为在整个消化道中，胃腔的容量大，因此被称为"水谷之海"。脾主运化，吃进去的食物要通过脾胃的共同作用转化为人体所需要的营养物质，然后被人体所吸收，且输送到人体需要的地方。因为脾胃是人体气机升降的关键，肝主疏泄的功能正常了，脾胃的升降才会正常，"脾为后天之本，气血生化之源"，脾胃好了，机体的消化吸收功能好了，才可以化生精、气、血等，生成的气血也可以补充肝血，促进肝脏的更新代谢。

秦伯未老师在《谦斋医学讲稿》中也说："肝气郁结与一般肝气证恰恰相反，肝气证是作用太强，疏泄太过，故其性横逆；肝气郁结是作用不及，疏泄无能，故其性消沉。"大概意思是肝气太旺，疏泄太过，就会造成"肝气犯胃""肝气乘脾"，影响脾胃的功能，于是出现消化不良的情况。肝气郁结是因为肝气疏泄不及，肝郁则木不克土。中医认为，肝属木，脾属土，肝木克脾土，其中"克"是制约、约束的意思。如果出现木不克土的情况，那就是肝气郁结了，继而疏泄功能不正常，从而影响脾胃升降纳运功能。

仲景治疗脾胃也大多从肝治。因为他知道肝一有郁滞，就会横逆犯脾胃，因肝经挟胃两旁，属肝、络胆，因此，治疗脾胃病往往从肝着手。他在《金匮·呕吐哕下利病》中说："呕而发热者，小柴胡汤主之。"邪热郁结在肝经上，无法正常疏泄，因此气机失畅，横逆犯胃，出现呕吐，用小柴胡汤来治，小柴胡汤有疏肝解郁、调和肝脾、降逆止呕等功效。

人体内各个脏腑、器官是相互影响、相互制约的，脾胃病大多可以从肝来治，而肝也可以通过脾胃来养，脾胃好，从食物转化成的气血也会更加充足。因此在注意养肝的同时，也要注意脾胃的保养。古人在这一方面确实有较多的经验是值得借鉴的。

在医学保健方面，我国很早就注意到从饮食上来保养脾胃，认为这是健康长寿的一个非常重要的条件。古人在人体五脏合五行的取类比象方面，将脾胃比喻为"上"。上能生长万物，所以有些医家称脾是"五脏之宗"。清代《养生三要·卫生要义》一书中也指出："眠食二者为养生之要务。"由此可见饮食在保健医学中的特殊重要性。现在我综合古代研究食治者或养生家的经验看法，简单地总结一下。

第一，按时进食，细嚼慢咽。古人认为脾胃保养首先必须注意饮食的质量和搭配，其次必须要滋养胃气，调理脾胃。古代多数对食饮有研究的医学家都认为，应该按时进食，不要等到很饿了才吃东西，很渴了才喝水。一个人只有按时进食，才能获得人体生长发育或维持生命活动的各类营养要素，才能化生气血，充盈"血库"，血气盛则肌体健康，"正气"抗病邪的能力才能得到发挥。医学家们还认为，吃东西宜细嚼慢咽，以利于消化吸收。清代石成金在《长生秘诀》中说："饮食缓嚼有益于人者三，盖细嚼则食之精华能滋养五脏，一也；脾胃易于消化，二也；不致吞食噎咳，三也。"如果饮食中兼有冷食、热食，那就应该先吃热食，再吃冷食，否则很容易引起肠胃病。

第二，反对暴饮暴食，最好八成饱就好。古代医学家一致认为,在平时的饮食方面,必须养成主动节制饮食的良好习惯。吃到八成饱为宜,坚决反对暴饮暴食,因为暴饮暴食容易损伤脾胃,往往是一个诱发疾病或意外事故的危险因素。《黄帝内经》也说:"饮食自倍,肠胃乃伤。"可是在现代社会中,大部分人在遇到珍馐、肥鲜、肉食等东西的时候往往会不受控制,日常生活中因为贪食而病的情况是屡见不鲜的。

第三,所好之物不可偏耽。祖国医学家都主张饮食要多样化,注意防止偏好某一种食物。《保生要录》说:"凡所好之物,不可偏耽,耽则伤身生疾;所恶之物,不可全弃,弃则脏气不均。"意思是说凡是喜欢吃的东西,不能一个劲儿地吃,偏好一样则会伤身生疾;不喜欢吃的东西,也不可以全部都不吃,否则容易造成内脏之精气不均匀。同时,也要注意饮食搭配,简单地说,就是蔬菜和肉食要大致相称地搭配。这也是由人体需要多种营养素所决定的。

第四，怒后勿食，饱食勿即卧。人在发怒的时候，怒气上蹿，此时饮食下咽，气和痰就裹挟着食物，影响消化。等怒气消了之后再进食就无此障碍。人们在饱食后会感到身体倦怠，但此时刚刚吃饱，食物都壅滞在肠胃，若马上睡觉不利于食物消化和吸收，容易生病。所以养生家认为饱食过后不要马上睡觉，最好能进行些和缓的活动，比如说散散步，"然后解带松衣。伸腰端坐，两手按摩心腹（此处"心腹"主要指胃肠的部位），交叉来往约20遍，复以两手自心胁间（指侧腹部）按捺向下约十数遍，令心腹气通，不致壅塞……"。这样肠胃中的食滞可以随着两手的按摩得以消化而减免壅胀。

最后，生病时宜素食、少食。清代黄凯钧在《友渔斋医话》中说："素食淡荤，待其胃气复原，正强而邪自去。"生病时的饮食原则尤其适合时令病和胃肠病患者。黄氏还认为：在一年四季中，"夏月尤宜淡泊，使脏腑清虚，不致生疾"，又说："凡食，热胜冷、少胜多、熟胜生、淡胜盐。"他所总结的饮食中的"四胜"，符合医疗卫生的科学原则，也是多数人能够领会的。

6. 肝胆相照

有人问过我："现在 10 个学医的人就有 9 个学西医的，面对这种状况，您对中医的前景怎么看呢？"

说实话，我非常看好中医的前景。原因有二：其一，不少人开始认识到中医养生有独特之处。假如你去各大中医院看看，就会发现每天都有不少人去中医院看病。由于现代社会人们饮食不均衡、生活不规律、精神压力大等，大部分人都有亚健康的状态，此时中医药就能发挥作用。通过了解中医药，可以懂得什么生活方式是正确的，什么生活方式是错误的，然后积极改正，这也是走向健康的一种重要途径。

其二，虽然中医经过实践与发展，衍生出多种流派，但其主旨并没有变，仍是拯救性命于水火之中。后来有一段时间中医遭到打压，这也是一段低迷的时期，当时没有专门学习中医的学校，以至于我父亲让我去学西医。后来中医又重新被重视，成为我国独特的卫生资源以及具有原创优势的科技资源。国家还规划了中医药的发展战略，规划里提出了两个阶段性的目标：一是到 2020 年实现人人基本享有中医服务；二是到 2030 年实现中医药服务领域的全面覆盖。这是中医药行业首个国家级战略规划。有了国家的支持，以及越来越受人们重视的中医调理养生，我相信中医会发展得越来越好。

中医讲的调理，并不是针对某一局部的调理，而是全身性的。中医认为身体的各个部分是牵一发而动全身的关系，要是某一脏腑出现问题，就会影响其他脏腑的工作。所以，中医治病也是同样道理，要找到疾病的根源，才能把疾病连根拔起。

我在门诊的时候遇到不少胆结石的患者。随着生活水平的提高，胆道疾病也跟着增加了，最常见的就是"胆结石"。其中有相当一部分人问我，会得胆结石是因为吃钙吃的吧？因为碳酸钙就是石头的重要组成物质，所以大家理所当然地认为补钙补多了，会造成胆结石。其实这是一个严重的误区，千万不要道听途说，相信那些看起来正确的表面现象，你若仔细想想，就会发现实则是没什么道理的。

为什么会患胆结石呢？这得从肝说起了。很多人就会问，胆结石和肝有什么关系呀？"肝胆相照"想必是人们常常听到的一句成语，人们一般用来形容关系密切、荣辱与共的朋友，那么这个成语来自哪里呢？

"肝胆相照"这个成语来自中医对"肝"和"胆"之间的关系的理论。从西医解剖学上来看，肝和胆的位置相近，几乎是贴在一起的。

从中医的理论来看，肝与胆互为表里，生理关系非常密切。从肝脏的功能来讲，我们在前面列举了肝有藏血和疏泄等功能，对肝脏有一定了解的读者会发现，肝脏还有一个功能是分泌胆汁。分泌出来的胆汁就会被储藏在胆囊里。简而言之，肝是分泌胆汁的，胆是储藏胆汁的。

胆汁对人体非常重要。我们把东西吃进肚子里，胆囊就会开始收缩，胆汁就会流入肠道，帮助脂肪的消化。肝脏能正常运作的话，那么分泌的胆汁就是干净的。如果肝脏出现了问题，就不能正常地分泌胆汁，胆汁会变得浑浊。浑浊的胆汁被储藏在胆囊里，久而久之，浑浊物就会沉淀下来，在胆囊里"落户"了，这就是"胆结石"。

　　这跟排水道是一个道理。如果水是干净的，排水道就没有堵塞的烦恼，但是如果有很多脏东西沉淀在排水道里，水道很容易就被堵上了。现在知道了吧，患胆结石根本不是因为补钙，主要是因为吃了太多的肉和油，肝脏承受不起了。

　　胆结石一般分为两种。一种是泥沙状的结石，就是说这些结石比较细小；另一种是颗粒状的，就是一大块或者几个小块。泥沙状胆结石的治疗比较简单一点，从调理饮食结构就可以慢慢调养过来。我推荐多食用冬瓜。冬瓜有什么作用呢？利水这个作用大家都知道吧，除此之外，冬瓜还有几个作用，一是护肾，二是润肺，三是利胆。

　　具体怎么吃才好呢？买嫩冬瓜，把冬瓜打烂，最好是连着皮瓤、瓜籽一起打烂，做成冬瓜汁喝，最好不要加水。如果没有嫩冬瓜，就随便选一个，但皮太老也不好，要先把皮削了再打烂。如果觉得生冬瓜汁不好喝，可以适当加一些蜂蜜、苹果或梨来调味。每天坚持喝，喝两三个月，再去医院复查，会发现泥沙型胆结石少了或没了。

得了那种颗粒状的胆结石，不少人会选择去医院做手术，将胆摘除。表面上暂时好了，背后却潜伏了更多的危险。人的身体是由各个零件组成的，每个零件都有自己的作用，缺一不可，如果摘除了，问题肯定会随之而来。

临床上有一个统计，说的是胆被摘除的人中有不少人得了糖尿病。这个统计也说明了肉和油吃多了，容易引起糖尿病。这在第四章会具体讲到。为什么把胆摘了，容易得糖尿病呢？因为胆被摘了之后，分解代谢脂肪的能力就下降了，而中医治病，讲究的就是"调理"，把人身体的各个脏腑调理平衡，让它们发挥各自的作用，达到治愈的目的。但如果把胆摘除了，胆汁不能帮助消化分解，那么又如何能调理好呢？

　　我说这个事，是希望读者们不要以为做手术就能解决一切问题，一劳永逸。也有些人是颗粒状的结石，但是却不想做手术的，也不妨坚持喝几个月的冬瓜汁，不愿做手术，维持现状也是好的，别让它继续长就行。

　　那么如何才能预防胆结石呢？最重要的是从饮食上调整，不要吃过量的油和肉，尤其在晚饭时吃这种更不易消化。从夜里 23 点开始到凌晨 1 点，是胆的工作时间，凌晨 1 点到 3 点，则是肝的工作时间。假如你在晚上吃夜宵，尤其是富含油脂的食物，会增加肝脏的负担，没法分泌正常干净的胆汁。偶尔一两次，倒没什么严重的，要是每天都这样，肝脏如何受得了。

　　其实照这样看来，有些时候中医治病还算是比较简单的，只要按时吃药，改变不良的生活习惯和饮食习惯，坚持下去，某些疾病就能够得到很大程度上的缓解。说到养生更是如此，因为养生并不像体育竞技一样，有着超乎常人的高难度动作，可以说，养生这件事是简单的，它难就难在坚持。一两天很容易，可是长久下来依然能坚持却是不易之事，但如果你坚持下来，健康便唾手可得。

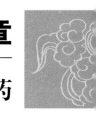

第三章

每个中医都有自己的常用药

1. 我的常用药之一是柴胡

我国幅员辽阔，盛产各种药材。如果你搜集中医处方来调查，就会发现不少中医在处方中的某些中药药名前冠以产地的名称。比如说川连、川芎、浙贝母、杭菊花、广藿香、广陈皮、云茯苓、甘枸杞、淮山药、怀牛膝，等等，简直多得说不完。这些都是处方中常见的"道地药材"。

我查"道地"两字，较早见于《周礼·地官篇》，本来是用来表示土产货物，"道"是指古代划分的行政区。从中医文献分析，最早叙述道地药材的是孙思邈的《千金翼方》，该书有"药出州土"一节，从这段文字中可以知道，他对当时全国各道各州所产药物做了比较细致的调查研究。唐宋以后，医者写处方时开始注意以文字表明道地药材，这种影响沿袭至今，历久不衰，可见道地药材在中医药界是一个值得重视的问题。

但有人认为在中医的方笺上写明炒于术、新会皮，司药人员不一定就真的给浙江于潜的白术和广东新会的橘皮，即使写了产地的名称，也没有多大意义。

其实不然，医生开道地药材有时是有深刻的含义的。比如说五味子和五加皮两味药，在我国南北方都有产出，因此有南五味子、北五味子、南五加皮、北五加皮之称。南五加皮片大肉厚，有香气，无毒；但是北五加皮褐色无香而有毒，一般不入药，因此在处方上常写南五加皮。北五味子色黑肉厚有力，堪入补剂，是较常用的药；南五味子色红、药力单薄，没有多大补性，因此在处方上常写北五味或辽五味。

因为产地不一样，主治功效有时也千差万别，所以有些药物在写处方时必须或尽可能地注明产地。比如说贝母的品种颇多，但我们主要说说浙贝和川贝。浙贝外形较大，味苦、性微寒，主要有清化燥痰、开郁散结的功效，主治外感风邪、痰热郁肺、肺气失降等引起的咳嗽。而川贝看起来小一些，味淡性平，有润肺化痰、肃降虚火的功效，主治虚劳内伤引起的咳嗽。因为两者治疗的疾病有所不同，往往要在处方里标注产地。又比如说沙参，有南产、北产两种，南沙参空松而肥，气味轻清，主要作用在于清肺火；北沙参坚实而瘦，富有脂液，主养胃阴。肺虚有余热而产生的咳嗽，适合用南沙参；若是胃虚而无余热产生的咳嗽，则适合用北沙参。

　　由此可见，写明道地药材一方面是为了选用质量好、疗效高的药物，而更重要的是使治疗药物更能切合病症；同时道地药材写得清楚也方便配药，否则医生光写贝母、沙参，司药人员在抓药的时候也会感到为难。

　　有些药材的确要标明产地，不然不能更好地对症下药，但是呢，有些药材虽然也有南北之分，药效和功能却是差不多的，所以不用标明产地。比如说柴胡，种类颇多，有丹州柴胡、襄州柴胡、淄州柴胡，其中它也分南柴胡和北柴胡。

　　说起柴胡，一般说的是柴胡根。北柴胡又叫硬柴胡，主要产自辽宁、甘肃、河北、河南。拿起北柴胡一看，就能看到它的根呈圆锥形，主根是顺直的，或者是稍微弯曲一些，质地比较坚硬，因此，不容易被折断。假若拿起来闻，可以闻到微香的气息，味微苦而辛。南柴胡又叫软柴胡，主要产自湖北、江苏、四川，它跟北柴胡的外形很相似，气味也跟北柴胡相同，只不过根比较细，分歧也少，大多是弯曲不直的。

南柴胡和北柴胡从产地、外形上是有些许差异的，但是两者在药用方面，差异不是特别大，都有疏肝解郁、升举阳气的作用，主治肝郁气滞、胸胁胀痛、月经不调、子宫脱落等。因此，在药方上我并没有标明柴胡的产地。

学生们都知道我最常用的中药之一就是柴胡，尤其在治疗肝病上，药方上十之八九有柴胡。柴胡始载于《神农本草经》，并被列为上品。《神农本草经》里是这样描述的：气味苦、平，无毒。主心腹肠胃中结气，饮食积聚，寒热邪气，推陈致新。久服轻身、明目、益精。

《本草备要》说柴胡是行气解郁、疏肝理气的要药。《景岳全书》里也说了，用柴胡疏肝解郁且能够调和脾胃，主要用于脾胃不和的胸胁、腹痛等。很多古代名家也经常用柴胡，且大多是治疗肝病，由此可看出，柴胡是治疗肝病的常用药。我自己也偏爱用柴胡治疗肝病。

肝和情志有关，而人的心情容易受到外界的刺激而出现起伏，这样很容易造成肝郁，一旦肝郁，就会影响肝功能，继而影响脾胃的吸收。根据柴胡的作用，我们可以知道，柴胡是治疗肝病的好药，有疏肝理气的功效，让气血顺畅地在体内运行，且能让脾胃正常发挥出它们各自的职责。

柴胡跟不同的药配伍会有不一样的功能。比如说四逆散，以柴胡为主，是古今临床常用的效方，具有选药精契、治效快捷的特点。四逆散主治四肢逆冷，所谓四肢逆冷，意思就是手足觉得冰冷。

由于四逆散证患者多有"郁病"之病理，因此用柴胡、白芍疏肝解郁，清热透邪。四逆散里还有枳实这一味药，枳实是酸橙或甜橙的干燥幼果，5～6月份时收集自然落下的果实，把杂质除去，自中部横切为两半，然后晒干或者低温干燥就成了枳实。枳实调中、泄脾气之壅滞，与柴胡一起用，可以增强疏肝理气之功。而甘草的作用能调和诸药，与白芍相伍，能缓急止痛。

四逆散包含的药材有柴胡、白芍、枳实、甘草，主要是这四味药，然后根据具体的情况进行加减。如果四肢厥冷，兼有咳嗽的话，可以加五味子敛肺气，干姜散肺寒，又因为肺与大肠相表里，故能止腹泻。心悸不安者可以加桂枝以通阳行水，也就是温通心阳，帮助利水。小便不利，可以加茯苓。腹中疼痛，加附子散寒止痛等。

四逆散诸药主治范围相当广泛，因此四味药在临床上经常被使用。四逆散是张仲景创制的，后世在此方的基础上加以变创的方剂颇多，在主治病症方面，已不限于"四逆"的病症，现如今在临床上用在内科杂病上也很多。

比如说肝气郁结、胁肋疼痛就用柴胡疏肝散，它是由四逆散演化而来的，以四逆散为基础，加上陈皮、香附、川芎，它们都有行气活血止痛的作用。还有"治肝气、左胁痛"的柴胡疏肝饮，是把四逆散里面的白芍和枳实分别换成赤芍、枳壳，再加陈皮、香附。还有逍遥散，去掉四逆散中的枳实，加当归、白术、茯苓，是临床上常用的方剂之一，肝郁血虚而致的胁痛，或者头痛目眩兼有口燥咽干、疲惫不堪、食欲下降，或者有寒热往来、月经不调、胸乳作胀等情况，就可用逍遥散，有疏肝解郁、健脾养血的功能。

从以上不难看出，四逆散及其加减方经治的病症，除了《伤寒论》少阴病"郁热"所导致的四肢逆冷外，多是因为肝经、脾经的原因导致的内科杂病，因此我经常用此方加减来治疗内科、妇科病证。

比如说更年期忧郁症，患者多为 50 岁左右的更年期妇女，主要表现为常疑心自己有病或者病重，总是心中惶恐，坐也不是，站也不是，总想着一些没有的事，怎么都控制不住。还可能会出现胸闷胁胀，大便干结，口燥善怒等。这类人群往往是因为肝郁气滞，心脾郁结，内有郁热。对于这类病症，我通常以四逆散做些加减，在此方的基础上加黄芩、青龙齿、炒枣仁、香附、郁金、麻仁等药，以疏肝开滞，兼以清热润腑。另外如果大便干结严重的人，可以加少量生大黄来通便。

四逆散以柴胡为主，而四逆散能治的病也有很多，我都是以四逆散为基础来加减，因此，柴胡也成了我的常用药之一。对于肝病的治疗，柴胡是一个很好的药，不少医生遇到肝炎胁痛就很喜欢用疏肝利气的药物，我年轻行医时，治疗肝炎胁痛也经常用柴胡疏肝散，但是有时效果不错，有时却没有任何效果。这到底是怎么回事呢？当时我也苦恼了很久，但最终得到了解决，具体情况如何呢？我接下来说说。

2．一个方子不够，再加一个

　　1960 年，卫生部和中医研究院组织我们医生到内蒙古包头市医疗队帮忙，我所在的医院叫包钢职工医院。那个时候正处在三年困难时期，生活条件不好，传染病多，诊治了很多患者，其中肝炎患者最多，而肝炎患者中属慢性肝炎的人比较多，往往会有胁痛。由于那时候吃上饭都难，总是吃了这顿没了下顿，根本不能按时吃饭，很多患者的脾胃在这种环境下出现了问题，比较常见的症状是脾虚以及大便稀软。

我给他们治病时大多用古方柴胡疏肝散，是明代王肯堂《证治准绳》里的方子。药味不多，柴胡、制香附、陈皮、枳壳、甘草、川芎和白芍，我喜欢用这个方子加加减减治病。不但有止痛的效果，而且对改善肠胃功能也有很大的帮助。大部分人吃了这药都有好转，尤其是肝区的痛感有明显好转。但是我发现其中还有不少人服了药物后，开始觉得肝区疼痛减轻，于是来我这里继续治疗，但吃来吃去，肝区部位又疼了，有些甚至比以前更严重。

面对这种情况，我疑惑了好几天，但是患者的症状依然没有得到缓解，治疗上出现了困难。这时候我想起了我的老师秦伯未先生，他是卫生部的中医顾问，后来又是中华医学会的副会长，我把我的问题跟他说了。他说《续名医类案》里有个方子，治肝燥胁痛，叫一贯煎。我马上去查了这本书，原是清朝学验俱富的临床学家魏之琇写的，他提出了"治肝燥胁痛法"。
老师还提醒我不要忘记慢性肝炎常有肝肾阴虚的病
理、病机，在老师的指导下我采用了"一贯煎"的治
疗方子。

"一贯煎"有多种药材，包括北沙参、麦冬、干
地黄、当归、枸杞子、川楝子。肝燥胁痛是因为肝阴虚，
需要养肝阴、补肝血。一贯煎疏肝理气、补肝血、养
肝阴。北沙参、生地、麦冬、当归、枸杞子补肝阴为主，
川楝子疏肝理气止痛为辅。我当时结合柴胡疏肝散一
起加减使用，一个偏于疏肝理气，一个偏于滋补肝阴，
主治功能不同，主次矛盾不同。

柴胡疏肝散作为肝病常用方剂，有些能治好，有
些不但没有治好，后期甚至还有反复。究其原因，是
因为没有照顾到有些患者的肝燥胁痛，患者肝燥胁痛
是因为肝阴不足，需要补肝阴，也就是补阴血。治疗
肝病，不光要疏肝理气，也要重视补养肝阴、肝血，

尤其咽干口苦的时候，加些补血的药，效果才好。所以我把两个方子结合起来加减，临床疗效明显加强。

如果肝炎患者右胁肋下很疼痛的话，可以选用清·林佩琴《类证治裁》所载述的两个方子。因为肝郁而疼痛的人，用清肝汤，药材包括白芍、当归、川芎、柴胡、丹皮、山栀。因为大怒伤肝而胁痛加重的人，用香附汤加减，里面的药材包括香附、当归、川芎、柴胡、青皮。如果是因为肝燥而出现胁痛的人，就不宜用青皮、枳壳、香附、豆蔻等偏于温燥的药，也不宜用大剂龙胆草之类苦寒泻肝之品。

我一贯重视从古文献或医案著作中寻求疑难病症的治法与效方。30 年前，我曾研习清代王旭高所撰写的《西溪书屋夜话录》，里面载述了作者治疗肝病的丰富学术经验。必须指出的是，王氏在治法上的多种手段体现了圆机活法。所谓圆机活法就是处方不拘泥于大经大法，深切注意前贤独特的医疗经验，根据病情等予以变通。当前国内一些擅长治疗肝病的医家，大多取法于此，或从王氏治法中予以变通获效。建议中医学子们阅读学习此书，于临证大有裨益。

迁延性肝炎或慢性肝炎，根据其不同的临床表现，大致应该在中医"胁痛""黄疸""肝气不和"等方向寻求治法。迁延性肝炎一般病程较短，症候较轻，但消化系统症状、肝区疼痛、神疲乏力等会反复发作，损害肝功能。慢性肝炎病程则比较长，通常在一年以上。一年的时间，再怎么好的身体也会受不住，因此，这类患者大多体质较差，面色多呈黯淡或者灰滞，多有肝肿大或肝脾均肿大的症状，黄疸可有可无，有些患者可能有蜘蛛痣、肝掌。这类患者去做血液化验检查，往往显示肝功能损害较明显。不论是迁延性肝炎还是慢性肝炎，我认为从总体而言，都不宜以疏肝理气法为主，也就是说，单用柴胡疏肝散是不会达到好的疗效的，而应该注意肝肾并治或者兼顾脾胃。

　　我治疗慢性肝炎或者迁延性肝炎也是取自古方，根据患者的临床表现作加减。我十分赞赏清代陆定圃有关肝病立方遣药的见解，他说："盖此证初起即宜用高鼓峰滋水清肝饮（地黄、萸肉、山药、丹皮、泽泻、茯苓、当归、白芍、柴胡、栀子、炒麦仁）、魏玉璜一贯煎（北沙参、麦冬、干地黄、当归、枸杞子、川楝子）之类稍加疏肝之味，如鳖血炒柴胡、四制香附之类，俾肾水涵濡，肝木肝气得舒，肝火渐熄而痛自平。若专用疏泄则肝阴愈耗，病怎么好？"我后来也大多采用此法来治疗迁延性肝炎以及慢性肝炎。

　　高鼓峰是明末清初时期的人，他少年的时候喜欢书法，同时也喜欢医药方书。他曾举兵抗清，但以失败告终，后来一直潜心医术。他对于郁证的论治也有自己独到的见解，认为很多疾病不论是内还是外，往往是因为"七情过极，必生拂郁之病"，就是说七情过了度，就会伤身，经常会导致愤懑之病，也就是所谓的情志病。因为对肝病的治疗有着丰富的经验，他通过分析总结创制了滋水清肝饮。组成药材就是上面所提到过的，陆定圃认为他的方法应该适用于刚开始得了肝病的人。我曾用此法加减治愈多个病例，基本的思路是偏重于肝肾同治，稍加疏泄之品。

1994 年的时候，一位肝炎患者从武汉到北京来找我，他患的是黄疸型肝炎。他在武汉治疗了一段时间，黄疸慢慢消退了，他以为自己病好了就不怎么吃药了。后来去医院复查，却发现肝脾肿大，看来他因为黄疸型肝炎治疗不彻底变成了慢性肝炎，另外他总觉得肚子胀胀的，恶心、大便稀，检查之后发现他有轻度的肝硬化。于是我用一贯煎加减治疗。

他有肝脾肿大，肝脾肿大一般是硬的，所以我要加药给他软坚，软化肝脾，于是加些鳖甲配芍药以软坚。另外他还有内湿，也就是他的脾胃功能出现了障碍，导致了食欲不振、腹胀、腹泻、面黄、水肿等症状，因此，我加了苍术、白术、山药给他健脾化湿。

总结一下，我给他的处方中以一贯煎为基础，加了鳖甲、芍药、苍术、白术、山药。他拿回去吃了一个半月左右，再去医院检查，肝脾肿大已减轻了。又吃了将近一个月，肝脾大小也正常了，且原有的脾胃症状也改善了。

但别以为恢复了正常，就不用吃药了，对于这种慢性肝炎的患者，往往看起来是正常了，但还需要继续用药，不然效果无法巩固，很容易复发，使身体再次受到折磨，因此我还用这些药，另外给他开了加味逍遥丸，让他再吃两三个月，巩固效果之后，一般就不会再复发了。前前后后用了四个多月的时间把他的病情基本调整好了，肝功能正常了，他也可以正常上班工作了。我清晰地记得他来的时候面黄肌瘦、疲惫不堪，四个月后复诊见到他，精神很好，面色也好了，而且他还很高兴地跟我说体重增加了好多呢。

3.专门为肝病打造——"三鸡"

得一名师，终身受益。秦伯未老师 1970 年因肺癌病逝于北京，到如今算来已有 40 多年，时间流逝，但是想起秦老师，他的每一次教诲依然在耳边回荡，使我终生难忘。

1958 年 6 月，我被分配到中医研究院编审室工作，先生谆谆教导说："你应学术、临床并进，不能脱离临床。"1958 年下半年，我在广安门医院内科每周坐诊两次。某日晚饭后，我去德内大街秦老寓所探望他老人家。老师问我："你现在一上午看多少患者？"我说："有十余人。"他问："你是不是觉得在辨证、处方等方面都没有什么问题了？"我如实回答："不是的，有些疑难病症还存在辨证理念模糊，开的处方也有欠妥之处。"秦老说："希望你以后碰到这样的情况时，诊后应多参阅相关文献，或请教就近的老师，这对提高学术临床水平至关重要。"

老师认为，除了学术理论的基础要扎实之外，也不能脱离临床。尤其是对于步入医门的学子，秦伯未老师对我们的殷切期望就是"多读书、多临证"。这句话我曾多次听到，第一次是我在"西中班"结业后分配在编审室工作时，秦老就对我说："中医研究院藏书丰富，图书馆就在楼下，你有条件要多去阅读典籍文献。但你千万要注意不能脱离临床诊疗，要力求多读书、多临证。"后来我向领导反映秦老的意见，

1958 年冬季开始，在编审室领导的支持下，我不分科别地在广安门医院出诊，主治很多的患者。在治疗的过程中，我一直将学术和临床相结合，这也使我在临床文献研究方面取得了比较多的收获。后来我自己带硕士、博士、博士后，也一直跟他们说，一定要注意学术临床相结合，多读书，多临证。

此外，秦老师一直挂在嘴边的八字箴言是：学习、钻研、积累、探索。秦老师也是一直这样要求自己的，他说："一个临床医生，不加强学习是十分可惜的。有的医生在相当年轻时，就在学术或临床方面取得了一些成就，成了名医，可是有的人当了一辈子医生，治疗过的患者也不少，但是疗效就是提不高，学术上也缺乏长进，这是为什么？首先是不够重视学习，基础没有打好。不具备勤奋学习的基础，也就谈不上钻研。有些医生，平素也比较注意学习，甚至从古书中抄录了很多的资料，也就是说，他注意到了学术的积累，但由于缺乏探索精神，在诊疗中没有掌握好对这些学术资料进行分析、鉴别和实际应用的方法，也就难以取得更好的收获。"

秦老向我提出的这八个字，使我在学习、工作中获得了很大的收益。我能够选用"三鸡"疗法，也离不开这八个字，不断学习，不断探索，然后根据我多年的临床经验，结合《临证指南医案》里提出的"肝体阴而用阳"，总结出一套治疗肝病、养肝护肝的方案。

《临证指南医案》是清代叶天士的医案，收录了他临床诊疗的各科病症。清代临床医学家里面，他名望最高。但因为诊务忙，他没时间著书立作，死后由华岫云收集他的医案，整理分类编成《临证指南医案》，简称《临证指南》。

《临证指南》提出"肝体阴而用阳"，"体"指的是肝脏本体，"体阴"的意思，一个是肝脏位于腹中，属于阴脏，另一个则是因为肝藏血，血属阴，有了阴血的滋养，肝脏才能发挥其正常的生理功能。"用阳"是指肝脏有升发、疏泄的功能，以气为用，气则为阳。

什么是"三鸡"疗法呢？就是用鸡内金、鸡血藤、鸡骨草这三味药来提高肝病的治疗效果。特别是近30多年来，我在临床上经常应用，也确实收到了一些效果。

鸡内金，最传统的中药，是鸡胃内壁那层金黄色的内膜。鸡吃石头、沙子能消化掉就是因为这层黄色内膜有着强大的消化作用。鸡内金具有强大的健脾消食作用，尤其消肉食效果非常好。肝病患者多伴有消化不良，用鸡内金能健脾消食。

20 世纪六七十年代，国家给了我一个任务，就是整理保存在中国科学院中从全国搜集来的单秘验方。整理的时候我发现鸡内金可以帮助消胆结石，这是一味药的单方。

在这之后不久，我就在临床中遇到了胆结石的患者，他是清华大学的老师，他说他经常胆绞痛，一旦发作起来上课都不能坚持。他找我看病，我让他长期吃一种药，坚持了一两年，胆道的结石慢慢就少了，胆绞痛发作的次数也越来越少，后来基本不疼了。没错，我让他用的药就是鸡内金，只用这一味药就行。具体的服法是：将鸡内金打成细粉，装进小瓶子里，每天早、晚饭前半小时空腹吃一小勺，2～3克就够。坚持下去，就能消胆结石。

鸡血藤，活血通络，舒筋，还可以治月经不调，治肝病主要取它活血通络的功效。鸡血藤颜色棕红，新鲜的时候切开，断面会有红色的液体渗出来，颜色像鸡血，也因此被称为"鸡血藤"。活血通络效果好，对治疗肝炎有很好的辅助作用。

鸡骨草是民间草药，古医籍上并没有记载，在药书、文献上出现得比较晚。它生长在南方，主要是岭南地区，它是豆科植物，是相思子去除荚果的全株草药，去掉荚果的原因是果子有毒，不能用药。它清热利湿效果好，入肝经，配上佩兰，对中毒性肝炎效果很好，能够改善肝脏功能，消除黄疸，增强人体免疫力。在春夏潮湿季节可煲汤进行食疗。在"三鸡"这个方子中，用量一般较大，30克，有时候更多。

"三鸡"清热利湿、护肝养肝作用很好。近30年治肝病，处方中常有这"三鸡"。具体用量是：鸡内金15克，鸡血藤15克，鸡骨草30克，三种药打成粉，温水泡或者煮一下，当作茶水喝，早晚喝一次或两次，千万不要没完没了地喝，喝上一个多月之后停一停。"三鸡"做成的代茶饮没什么副作用，且能够改善肝功能，具有养肝护肝的功效，对治疗肝病有辅助作用。

治疗肝病，我经常用到一贯煎和"三鸡"。多年行医，我也遇到很多的乙肝患者，经我治疗的数百例乙肝患者中，达到治愈标准的，占80%左右，但也有久治不愈的患者，这也说明了肝病的治疗有一定的难度。

4.养生当先养气血

气血不和是百病的根源，中医看病很注重调理气血，那你们知道气血在哪儿吗？

气在经络里推动血液循环。我们的身体里有各种各样的血管，动脉、静脉、毛细血管，西医叫"脉管系统"。如果要用什么东西来比喻血管，我觉得它更像是公路或铁路。我们有一句话是这样说的：要想富，先修路。同样的，我们要想健康，那就要努力让血管保持通畅。要是血管堵了，身体肯定会出现毛病。堵的地方不一样，在临床上的叫法也不一样。比如说堵在脏器里，我们叫"肿瘤"，堵在黏膜上，我们叫"囊肿"，堵在子宫里，我们叫"肌瘤"，堵在甲状腺上，我们叫"结节"，堵在乳腺上，我们叫"增生"，而堵在皮肤上，我们叫"疙瘩"……反正不管堵在哪儿，中医认为这是气血瘀滞造成的各种疾病，因此，我们认为气血不畅通是百病的根源。

接下来我说一说因为气血不畅通造成的一种常见病——高血压。这是肝引起的第一大病。中医里气是统血的，如果气不足，那么血液循环就不好，血液循环不好，就会造成血管阻力增大，血管痉挛，血压就上去了。这是中医认为的高血压的"症状"，可是"高血压"是西医的名称，中医则是叫"肝火旺"。

因为肝主疏泄，调整生发，人的生发之机全都依赖肝的疏泄功能。但是如果肝出现了问题，其疏泄功能也就出现了问题，那在血管里的血液就没法疏泄升降，从而导致了气血不畅通，发生瘀滞。况且肝也受心情的影响，如果一个人经常生气或郁闷，那就会抑制肝的疏泄和生发的功能，出现气郁。气为血之帅，气郁则血流不畅。

有些中老年朋友经常会说，以前脾气很好的老公或老婆突然变得很暴躁，还动不动就生气，一点小事也能找到理由大吵一架。这样的事情很常见，所以很多人就简单地认为是脾气变了而已，并没有引起重视。实际上，这是因为得了病，身体不舒服，自我控制能力减弱了。中医认为肝体阴而用阳，肝出了毛病，肝肾阴虚，往往就会造成肝气上逆，这是脾气暴躁的根源。

要是这样的患者来找我，我往往会开一些疏肝理气的药物，比如说柴胡、白芍、香附、砂仁、厚朴等药进行配伍，先疏通肝气，发挥肝的统血功能，让血液自由畅通，这样才不会有气血瘀滞。

除了那些疏肝理气的药物之外，我也推荐一个能够疏肝养颜的"花中仙子"，那就是玫瑰花，是我们再熟悉不过的花，玫瑰花不仅可以当观赏用，而且还可以入药，它的药性非常温和，味道也甘甜，有着润养心和肝，疏解肝内藏着的郁气的功效，还可以安抚急躁的情绪。虽然它疏肝理气的作用不如柴胡等药，但正因为它的药性平和，可以每天都使用。

人生在世，不如意之事十之八九，烦心事也会接连不断地来，想多了便不免肝气郁结，此时喝杯玫瑰花茶能让人心旷神怡许多。另外，因为玫瑰花也有活血化瘀的功效，因此对女性朋友来说是非常适合的。像是脸上长斑或者气色不好、月经不调等都跟气血运行失常有关，是因气血瘀滞于子宫和面部造成的。只有气血运行正常了，才会面色红润，身体健康。这也是很多女性朋友所追求的，因此，多喝一些玫瑰花茶也是不错的选择。

女人养颜一般从肝养，且中医说的是外养不如内养，所以养肝对女人来说非常重要。养肝要疏肝理气，但也要注意血的滋养。我们说气血，一般是连带着说的，气和血是分不开的，互相滋养，因此在养肝这一块，我也很注重补肝血。

补血，我常用的药就是当归。可以说当归和女人有着不解之缘。当归药性温，味甘、辛。性温能温养，味甘能补益，味辛能通脉。归肝、心、脾经。中医认为，肝藏血，心主血脉，脾统血、是气血生化之源，由此看来，当归是中医治疗和血有关的疾病的关键药物，也是最适合女性朋友养生的重要药物之一。经过配伍组方，当归对妇女的经、带、胎、产各种疾病都有着治疗效果。不是有"十方九归"的说法嘛，意思就是10个治疗妇科的方子中，有9个会用到当归。所以当归也被中医称为"女科之圣药"。

李时珍总结过当归的作用，就是"养血调经"，养血、补血可以治疗血虚证，就是我们平时说的贫血；调经则是包括月经不调以及和月经不调有关的一系列疾病，如月经不调导致的面色暗淡无华，甚至有黄褐斑，或者是月经不调导致的不孕症，等等，用当归来调都能收到很好的疗效。

但是需要提醒大家的一点是，并不是所有的月经不调都可以用当归单味药来调。月经量少，颜色暗，有块，或者月经延后，或者痛经就可以用当归。但是对于月经量多、崩漏、月经出血不止，或者总是淋漓不净的人是不适合用当归单味药来治疗的。

从补血方面来讲，当归作为单味药力量不够，我往往会选择复方治疗。关于补血，中医有一个很有名的方剂，叫四物汤。或许有不少人听说过，它是中医补血养血的经典方剂，被称为"妇科圣方"，《医方集解·补养之剂》称其为治"一切血虚"之方。

四物汤的组成是当归、熟地黄、白芍、川芎。这个方子之所以这么有名，还被列入中医"十大名方"，主要是因为配伍得当，发挥了最大的养血补血的功效。当归养血活血，熟地黄大补肾阴，白芍养血柔肝，川芎行气活血，经过这样的配伍，整个方剂"补中有通、滋而不腻、温而不燥"，适合各种血虚证的治疗，同时也能调理月经。

说到四物汤，就让我想到了孙中山。我们知道孙中山是一位伟大的革命家，很多人不知道他其实也是一位著名的医学家。他不仅擅长西医，而且对中医学

和饮食营养也有一定的研究。为什么说到四物汤会想
到孙中山呢？因为他发明了新的四物汤，成分也很简
单，就是用黄花菜、木耳、豆腐、豆芽一起熬汤。虽
然这些东西很简单，但也别小看了这四种常用的食
品，从营养学的角度来看，其营养搭配均衡，长期
食用，对身体大有好处。

第四章

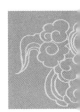

古方调肝，气血盛

1. 补气平肝，巧治糖尿病

　　我在几年前得了糖尿病，是单位体检的时候检查出来的。我刚得知时，还有些不相信，后来我想既然得了，而我作为一名医生，应该也要懂得自治，于是我采用的是中西医结合的办法来治疗我的糖尿病。首先，有一阵子我打了比较多的胰岛素，我们还是要承认的，要在短时间内降血糖，确实是用西医的方法比较快，打了胰岛素，立竿见影。但胰岛素只能一时解决自身分泌胰岛素功能障碍的压力，给糖尿病患者一个暂时的休整时间。在打胰岛素的同时，我坚持吃中药，吃了一段时间以后，我的血糖、尿糖水平也降低了。现在我治疗糖尿病也主要用中医药治疗，这对改善患者的体质有着明显的效果。

现代社会有不少人得了糖尿病，究其原因主要有两个方面，一是饮食，二是遗传。

我是江苏人，那边的人大多喜欢吃甜食，我也不例外，即使在北京这么多年，我也依然改不了这个习惯。这也是我会得糖尿病的原因之一。在我国现存最早的一部经典医书《黄帝内经》里的《素问·奇病论》就提到："肥者令人内热，甘者令人中满，故其气上溢，转为消渴。"就是讲人吃肥腻和甘甜的东西太多，就会造成营养过剩，很容易患糖尿病，即中医所谓的消渴。所谓消渴，绝大多数指的是糖尿病。说到糖尿病的症状，我们总会提到"三多一少"，即多饮、多食、多尿、消瘦，同样，消渴也有这些症状。中医认为，糖尿病属于消渴的范畴，尽管二者的主要症状类似，但在临床上又有许多不同之处。

比如说尿崩症、甲状腺功能亢进，也可以有消瘦、口渴的症状，这些就跟糖尿病没有什么关系了。1960年，我在中医研究院，也就是现在的中国中医科学院任职，那会儿我们组成了一个医疗队，被派往包头市的宝钢职工医院，主要是下乡诊治患者和传授一些医疗知识。一出门诊，就有不少人来找我看病。在这段时间，我就遇到了一个患者，他说他最近开始消瘦了，而且口渴得厉害，一天需要喝三暖壶的水，那个暖壶还不小，是 5 磅的热水瓶，也就是大约 2.25 升。一般人一天喝一暖壶，2 ~ 2.5 升的水也就够了。可是他却喝了三暖壶，大约有 8 升了。

他的尿比重低，所谓尿比重的高低主要取决于肾脏的浓缩功能，一般喝水多，尿比重就会低一些。另外还伴有胃肠道症状，恶心、呕吐、腹胀、纳差，身体逐渐消瘦，但身上却水肿。我辨证分析出他是消渴。采用的治疗方法与糖尿病不一样，但是也需要补气阴以及健脾利湿。

于是我给他开了这样的方药：北沙参 20 克，麦冬 12 克，党参、玉竹、生石斛、天花粉、山药、炒白术、制首乌、山萸肉各 10 克，泽泻 6 克，阿胶（烊化）10 克，　陈皮 6 克。

吃了一个月的药，他的症状也都有适当的改善，尿量降到了 5 升左右。他来复诊的时候，我主要采用健脾生津的方法，后来他的尿量降到了 2.8 升。这个量比正常人稍微多一点。

西医的诊断是尿崩症，是体内缺乏利尿激素而引起的疾病，症状有多尿、烦渴多饮以及尿比重低。因为中医没有尿崩症这个说法，而本病的主要症状是多饮、多尿、消瘦，那么从中医的角度讲这就是消渴症。所以甲状腺功能亢进、尿崩症和我们所说的糖尿病都算是消渴症的一种。

回到饮食上的问题，如今生活条件好了，饮食比较丰富，高脂肪、高热量、高蛋白的食物也吃得多了，但是我们知道，人体每天消化吸收的量是有一定范围的，超过了，就会在人体堆积下来，造成营养过剩。尤其是现在的年轻人，因为工作应酬等原因，饮食往往不太合理，并且在外应酬可能也免不了要喝酒，所以导致很多病都开始年轻化了，其中就包括糖尿病。要想健康，就要"少肉多菜，少盐多醋，少糖多果，少食多嚼"。另外还要注意饮食上的均衡，要"素食为主，狂食为禁，淡食为宜，杂食为优，慢食为佳，粗食为好"。

很多白领人士一方面饮食不均衡，另一方面过着节奏紧张的生活，久坐，缺乏锻炼等，这些都成为患糖尿病的潜在危险因素。我自己因为要编写医书，一大早到办公室伏案工作，经常一坐就是一上午，中午回去吃了个饭，睡了会儿午觉，又去办公室了。这点很不好，我得了糖尿病之后，每天活动要比原来稍微多一点。我的办公室前面有一个院子，我经常在上班之前、晚饭之后走20分钟左右，多增加一些运动量。这些活动很重要，我做过对比，如果不活动，血糖就会偏高一些。现在很多中老年人去跳广场舞或者打打太极，这些都是非常好的，生命在于运动，总是坐着、躺着，不运动怎么行呢？

另外，糖尿病也有一些遗传方面的因素，西医讲基因，中医讲体质，我个人觉得 1 型糖尿病多半是遗传造成，当然和家族的饮食习惯有一定的关联。

比如说南方人大多喜欢吃甜食，热量摄入得多，患糖尿病的概率会更大一些。再比如说，一家人都喜欢吃肉不爱吃青菜，那患糖尿病的概率也会提升。我们国家的糖尿病是消渴病的主要病种，它的发病率比欧美国家还要高，因为咱们是以米饭为主，淀粉含量高，在人体内转化成葡萄糖，继而被人体吸收造成血糖升高。所以说，糖尿病也是跟家庭的饮食习惯有关系的。

如果家里有糖尿病遗传病史，那就要特别注意了，一定要均衡饮食，不要吃太多甜的和肥腻的东西，另外还要注意多运动，坚持每天晨起散步也是不错的运动方式。

我为医数十年，也遇到过各种各样的糖尿病患者，其中有一个让我印象比较深刻的患者，姓刘，10 多年前他来找我。我印象中他那时候 64 岁，他说他有糖尿病病史 14 年了，也就是说在 50 岁的时候就得了糖尿病。他看了中医、西医，但是病情总是反反复复，而且他的身上还出现了水肿，两只脚肿得比较明显。他跟我说，农村有一句话这样讲："男怕穿鞋，女怕戴帽"，意思是"男人脚肿"或者"女人头肿"，那就说明这人的病很难治，离死不远了，所以他怕得不得了。

　　脚出现水肿，糖尿病患者经常见此种情况。其实糖尿病还有另外一种叫法，叫"代谢病"。中医和西医都讲脾和肝是负责代谢的，且中医认为，肝脾关系密切，常相互影响、相互制约。糖尿病是慢性疾病，免不了要经常吃药，而老吃药，肝无法及时代谢，慢慢地，肝因为太过劳伤而病了，脾也跟着受影响。我们说"脾主四肢"，因此大多数糖尿病患者病情难以控制时，常常会因脾气虚而出现四肢乏力、消瘦或水肿，四肢末端尤甚，体内蛋白质流失严重，逐渐出现糖尿病的另一并发症——坏疽。

原来我们医院有一个离休的大夫，他是口腔科的，也被查出了糖尿病，最后发展成为糖尿病足，刚开始是一个脚趾不行，后来整个脚掌开始坏疽，最后甚至小腿也开始坏死，于是就截肢了。糖尿病并发症的危害是非常大的。

如果你看过治疗糖尿病药物的说明书，你会看到说明书上写着这么一句："肝功能不全者慎用、禁用"。这说明了有些降糖药是伤肝的。我们知道有相当一部分糖尿病患者会出现失明的症状，其原因是糖尿病患者吃了降糖药伤了肝，中医说"肝开窍于目"，因此眼睛和肝的关系非常密切。这也是糖尿病患者到最后有很多人失明的原因。

经我的诊断，刘先生是糖尿病合并高血压，并有糖尿病肾病。严格地说，糖尿病高血压和糖尿病肾病并不是一个疾病的名字，就拿糖尿病高血压来说，它指的是糖尿病合并高血压。临床上有不少高血压患者伴有糖尿病，而糖尿病患者也经常伴有高血压，因此这两种病被认为是"同源性疾病"，常常合并发作，其中糖尿病高血压相当多。

糖尿病肾病是由糖尿病引起的危害性较大的慢性并发症，糖尿病出现微血管病变导致肾小球硬化，继而危害生命。这已成为近年来糖尿病患者死亡的主要原因之一。

我给他用治疗糖尿病常见的方子，重点是补气阴、通络、益肾、平肝。我将葛根芩连汤予以加减，除此之外，再加上健脾利水的药，如炒白术、莲肉、茯苓、

车前草等。经过两个多月的治疗，他的血压控制住了，

腿肿也慢慢消退了。

2. 千万不要病上加病

糖尿病患者大多死于并发症。

上一节我们说到了糖尿病的并发症，如坏疽、失明等，严重危害了人们的健康。糖尿病虽然是高血糖所致，但研究表明，由高血糖导致死亡的糖尿病患者少之又少，更多的患者是死于并发症，而造成并发症的原因多半是患者在长期吃西药降糖的过程中损害了体内的脏腑，导致身体出现了各种问题。但糖尿病是一种慢性疾病，如果得了这种病，当前还是难以治愈的，既需要西药的控制，也需要中药调整体质，提高免疫力，协助降糖。

从中医来看，糖尿病患者往往气阴两虚、肝肾失衡。有些糖尿病患者会有"肝火旺"的症状，表现为形体消瘦、口干舌燥，这时可选用中医经典成药"消渴丸"来治疗。

吃某些西药降糖可能伤肝、伤脾，中医讲"肝肾同源"，肝损伤了，肾肯定也会受到影响，又因"肾主骨"，因此出现了糖尿病的又一并发症——骨折。这是为什么呢？因为肾气、肝血失衡，于是导致了骨头供血不足，就是咱们所说的缺乏营养，时间久了，骨质比较疏松，就容易引起骨折。

气血失衡，血流就不顺畅，这就会影响到心脏供血，心脏供血出现了问题，心脏势必会出现毛病。脑部的血液也是通过心脏调节循环的，心脏有病，影响了大脑的血液循环，就容易出现心脑血管疾病。这就是糖尿病的另一个并发症。

"糖尿病不可怕，可怕的是糖尿病并发症"。很多医生会强调这句话，也深知并发症的可怕。有些降糖西药的确与产生合并症有关，俗话说"是药三分毒"，西药副作用更多一些。当然我认为中医西医都是一样重要，都是为了人类的健康，应该取长补短。在降血糖方面，注射胰岛素的确是一种有效的方式，但西医也要承认，之后吃中药来调理，也可以减少一些副作用和合并症。我自己得了糖尿病，也是中西医结合治疗，现在病情也基本上稳定了。

我们现在就是说中医治疗糖尿病的优势在于能够减轻患者的症候，能够把患者的体质调整得比较好，虽然西医的胰岛素降糖是比较快的，但是中医的治疗，除了降糖之外，还包括减少合并症，改善身体的状况。好多糖尿病患者经过中西医结合治疗后，体质都有了明显的改善。

很多糖尿病患者都不太清楚要测糖化血红蛋白，我问过不少患者："您测过糖化吗？"他们就懵了："什么是糖化？没听说过。"要清楚，用血糖仪验出来的不是糖化血红蛋白，而是即时血糖，其实糖化血红蛋白的检测很简单，很多医院可以做，因此我建议糖尿病患者要经常测量，至少两三个月要测一下。糖尿病患者去医院测量，血糖在 7 毫摩尔／升以下，那说明目前血糖控制得好。如果您一测就是 7.5～8 毫摩尔／升，说明还需要好好地控制。如果血糖高于 8 毫摩尔／升，就更危险了，要赶紧去医院检查，饮食方面也一定要注意。

中医有种说法，五色食物养五脏，红色食物能养心，黄色食物能养脾，白色食物能养肺，黑色食物能养肾，绿色食物能养肝。夏天要经常吃的一种祛暑的食物——绿豆汤，绿色的豆，不但能祛暑，而且还有清肝火之效。要注意的是糖尿病患者在喝绿豆汤的时候不要加糖，煮好之后每天喝一点。

注重钙的摄取。糖尿病患者会出现多种并发症，其中一项并发症就是骨折。由于血糖升高，肾被损害了，而肾主骨，于是肾脏对钙的吸收减少了，我们知道对于骨骼来说，钙是很重要的。因此，糖尿病患者应该比一般人更注重钙的摄取。

糖尿病患者该如何保证足够的钙摄取量呢？吃富含钙的食物是最好的选择。豆制品、绿色蔬菜以及一些海产品富含钙物质，如豆腐、胡萝卜缨、毛豆、油菜、芥蓝、荠菜、香菜、苋菜、雪里蕻等。提到豆制品，一般会想到豆腐和豆浆，但是两者补钙的效果是不一样的。每100克豆腐的含钙量超过100毫克，而每100克豆浆的含钙量仅仅只有10毫克，因此，不要靠豆浆来补钙，而是要选用豆腐来补钙。

由于长期的脂肪堆积，糖尿病患者往往伴有高脂血症，饮食上，我觉得吃长条茄子是不错的选择，它不仅能够降肝火，而且还能吸收体内多余的脂肪，可谓一举两得。

糖尿病患者有适宜的饮食，也有忌口的食物，这类食物有很多，具体地可以咨询自己的主治医生。糖尿病患者要忌生冷、辛辣、油炸的食品，比如说辣椒、生葱、生蒜，或者冷饮，尤其是加有糖分的冷饮。多喝一些牛奶是好事，因为喝牛奶也可以补钙，但是糖尿病患者要注意了，不是所有的牛奶都可以喝，大多数糖尿病患者伴有高脂血症，而牛奶胆固醇高，这只会令患者病上加病。如果要喝，一定要选用那种脱脂的牛奶。

我是名中医，对于中药调理的自然不在话下，这么多年来，也逐渐积累了饮食调理的知识，所以跟一般人比较，我还是懂得比较多，至少我不会走入误区，但是普通老百姓就不一样了，他们没有学过专门的知识，因此容易产生一些错误的认识。"是药三分毒"，没错，但是有些病确实要用药才能病除，不要总认为药物有毒，对身体不好，就拒绝用药，这样不但不利于治疗，反而会加重病情。另外，也不要总认为药才是治病的，有些时候，吃对了食物，也是可以治病的。

3. 古方治糖尿病

二十多年前，我受聘到鼓楼中医院出专家门诊，隔壁是祝谌予祝老先生。可能大家不太清楚祝老先生，那我提个名字，大家一定很熟悉，就是施今墨老先生，他是北京四大名医之一。祝老则是师承施今墨老先生，尽得其传。祝先生不但是施老先生的高徒，而且也是他的女婿。我们同是周五上午出门诊，祝先生的病号很多，有时候下午1点钟才下班，因此我们很少有机会接触。

终于有一天让我找到机会了，那一天是星期五，是我们出诊的日子，因为暴雨，患者没来几个，因此诊室显得比较空荡。我很早就想去向祝先生请教了，遇着这种情况，机不可失，就到祝先生的诊室去了。我知道祝先生擅长治的病之一是糖尿病，且得了施今墨老先生的真传。

施今墨老先生治疗糖尿病的一些学术经验很受我们后辈重视。他治疗糖尿病的方法与古代相比也有了些改变。施老偏重于补气阴，同时也很重视健脾助运，还提出了著名的降糖对药"苍术配玄参、黄芪配山药"。所谓的"对药"，就是2～3味药组合使用时，有些药物采用搭配的方式使用，可发挥意想不到的功效。

祝老在师承施老的学术方面又有发展和创新，我感到好奇，趁着天气不好、患者不多时向祝老请教。

我问："您治疗了那么多患者，特别是糖尿病患者，治疗上主要是用施老的方法，您有哪些变化？"

祝老先是愣了一下，稍微停顿了一下跟我讲："我在临床上会多用一些活血通络的药，虽然施老治糖尿病也会用活血通络的药，但我会开得多一些，因为加重活血通络有一个明显的好处，可以减少糖尿病的一些合并症。比如说糖尿病高血压、糖尿病眼病、糖尿病肾病等。"

后来又聊了聊，说到施老著名的降糖对药，祝老也做了一些改变，他通过大量的临床实践，证实黄芪配生地的效果比黄芪配山药的效果更好一些，所以就将山药换成生地，效果也很不错。

我觉得这个就是我们中医药学所称的继承和创新，这里面有传承，又有一些新的体会和方法，我听了后受益匪浅。目前我治疗糖尿病的方法基本上也参考祝老的学术经验，不过每个中医都有自己的治病特色，即使是参考别人的，也不会完全一样，总归会有一些变化。

这个不一样的地方就是，我会根据患者的情况进行加减。临床治病，我比较注意古方的加减，不论是糖尿病还是消渴病，往往会有肾虚的见证，所以我在一些临床古籍里面参考了一个清初名医张璐的方子。张璐是明末清初人。古代的中医大部分是文人，因为各种各样的原因，改变了原来通过读书达到功成名就的志愿，改学医，尤其在明末清初动荡的年代，有很多儒生弃儒习医。张璐先写了一本《医归》，写完之后就回乡行医，这本书始终没有出。后来他觉得医风越来越差，于是他就研习了前人的临床经验，结合自己的诊疗体会，撰写了《张氏医通》，收录了60多部前人的著作和自己创用的一些方子。

我们看那些大医学家，都是深谙继承和创新之道，因为只有这样才能不断进步。由此我们可以体会到，中医学术理论的博大精深和丰富的内涵，也提示我们要"勤求古训"，致力于研究思路与方法的革新，这也是深入学习、探讨中医学术理论最重要的切入点。

在《张氏医通》里，张璐治疗糖尿病就是用"消瘅"汤药，里面就有一味药沙苑子。一遍看下来会发现张璐治消渴病常用沙苑子，在书里他没有专门地写沙苑子有什么作用，但是对很多病的治疗都会用到，比如说他专门写了腰酸、肾虚等用什么方药，他还写了一个要加沙苑蒺藜，沙苑蒺藜就是沙苑子。总之随便翻看都能找到沙苑子的影子。

沙苑子外形像一个个小石子，也就比芝麻大点，是扁茎黄芪的种子，主要功效为温补肝肾、固精、明目等。沙苑子一般不单用，都是和其他药配合使用。我在治糖尿病的时候也经常把沙苑子加进去，那些糖尿病轻症，又不愿意吃大方大药的患者，我有时候就会开这么一个方子，就三味药，生黄芪36克、葛根

18克、沙苑子15克。生黄芪补气，葛根能养阴生津，南方人常喝的葛粉就是把葛根研成粉末，葛根也是中医治疗糖尿病常用的一味药。三味药一起煎服，对治疗轻型糖尿病很有用。不少患者反映这个口感还不错，因为里面没有什么苦药吧。

这个不像其他的方子，只有三味药，所以也可以拿它当个日常的保健品。先把这三味药泡上半个小时，最多40分钟，然后放进热水里煮，煮上10～15分钟，可以多煮一点，平时代茶饮，也不会像中药那般苦。

如果有多味药材的，一般不太适合代茶饮，而且我开药会特别注意养护胃气，尤其是对于慢性病，像是慢性肾炎、胃炎、高血压、糖尿病等这种需要长期用药的患者，一次就开两周的中药，停药1天后继续服用，停药1天是为了恢复患者的胃气。连续地吃药，胃肯定受不了，况且对于慢性病患者来说，脾胃本身就比较虚弱，如果没个休息的时间可不太好。

对正常人来说，胃气充足是机体健康的体现。《黄帝内经》说了："平人之常气禀于胃，胃者，平人之常气也。人无胃气曰逆，逆者死。"意思是说人的正常脉气来源于胃，胃气就是人脉息的正常之气，人的脉息没有胃气，这叫作逆象，逆象是能够致死的。

中医学说的胃气，并不单纯讲"胃"这个器官，其中包括了脾胃消化吸收的能力和后天的免疫力等。因此，胃气很重要，所以我会嘱咐患者服 6 ～ 10 天就停药 1 天。为了保护患者的胃气，我所开的处方一般不超过 14 味中药，也有处方用药比较少的，药量则根据患者的年龄、体质等因素加减。比如青皮、陈皮一般 4 ～ 6 克，半夏一般是 3 ～ 8 克，大黄呢，一般是 3 克。这也是保养胃气的一种方式。

其实看看历代医家的处方药，一张处方的药味有多有少，比如张仲景《伤寒论》和《金匮要略》里的 113 方，药味一般较少，方剂组织很严密，而后世的各种医著方剂中的药味一般较多。之所以形成这样的情况，我想可能有以下两个原因：一是后世发现的疾病种类和药物逐渐增多，而药用剂量较仲景时代为轻；二是医者用药习惯的改变，从经方发展到既有经方、又有时方的新阶段。虽然如此，但我仍认为处方以简练而不庞杂为贵。用药并不一定像"韩信用兵，多多益善"，最重要的是要抓住主要病症，针对它的临床表现来进行药物配伍。不然开的药再多，掌握不好药物配伍，也是没有疗效的，更可能伤了胃气。

胃气无论对于常人还是患者来说都很重要，因此作为医者，在治疗患者的时候，一定要注意这个问题，要把这个理念用在临床上，治好更多的患者。

4. 乾隆皇帝生前最后三味药

话说在乾隆六十四年正月初三卯时正一刻，也就是这天早上 6 点多钟的时候，天色还没亮，太医院两名德高望重的太医急匆匆赶往养心殿给乾隆皇帝看病。当时他们给乾隆做出的诊断，说乾隆帝已经年老气虚，需要用一个古方进行治疗。熟知历史的人知道，此时的乾隆帝已是太上皇，而且乾隆六十四年正月初三这一天也正是乾隆皇帝驾崩的日子。

在太医院关于当天的记载中，有这么一条："太上皇圣脉散大，原系年老气虚，屡进此方无效，于本日辰刻驾崩。"从这里可以看得出来，当时给乾隆帝进的古方，也是乾隆帝在生前用的最后的方子了。虽然还是无力回天，但是可以看得出来这个古方非常重要。

对古方我也做过不少的梳理和总结，乾隆帝用的最后的古方也是我在整理的时候发现的。他所用的这一张处方，早在乾隆帝之前就有了，是一个著名医学家的方子。大概在宋金的时候，具体来讲是在金代，这个著名的医学家叫张元素，是他首先创用了这个方子。

可能有些人不太清楚张元素是谁，那么我们先从著名的金元四大家说起。四大家分别是刘完素、张从正、李杲、朱震亨。其中李杲的老师就是张元素。虽然张元素的名望并不如他的弟子李杲，但是在金元时期，除了金元四大家之外，学术经验丰富的就数他了。

张元素也写了几本著作，其中一本就跟乾隆帝用的最后的古方有关系，这部医著叫《医学启源》。书的篇幅并不大，里面主要谈若干病症以及方药治疗。所谓方药，既要介绍一些处方，又要介绍一些重要的药物。据我所知，张元素在这本书里面所介绍的方剂有 60 多种，其中将近 1/3 是古方，他自己变化创作的方剂也将近有 40 种，其中有些是非常著名的，他善于把古方总结，化为今用。

他在介绍这个古方的时候，语言是非常精简的，最多不超过 30 个字就把这个古方的功能说得非常清楚。当时他治疗的疾病还是比较单一的，他主要用这个方子来补肺滋阴，另外再配一些药，就可以加强补肺中的元气，有清热滋阴、收敛生津的作用。总之这个方子非但没有被历史淘汰，还一直沿用至今，而且还不断地被发扬光大，到现在已经成为非常普遍应用的基础方。

清朝太医院的太医多用这个古方。《清宫医案》是清代出的一本有名的书，记载了这些皇帝后妃什么时间生了什么病，有什么症状，用了什么药。在这部书里，我们可以反复看到，御医们经常用张元素的这个古方，每当皇帝后妃们得了重病，都用它来起死回生。不止乾隆帝，同治皇帝六脉已绝，快要临终时，御医也还在给他使用这个方子。光绪帝去世前，也是用这个方子想给他回阳救逆、起死回生。

也就是说，这个方子在清廷是用来救命的。能拿来救命的神奇的古方，到底是什么呢？相信读者们已经着急了，我也不卖关子了，这个古方叫生脉散。

生脉散有多种名字，有些医书里叫它生脉饮或者人参生脉散，不论叫哪一个名字，药物组成都是一样的。这个古方最早是用于治疗气阴两伤的患者。那么这个方子是由哪几味药组成的呢？

别看生脉散被清廷当作能起死回生的神奇效方，它的组成并不复杂，也就三味药而已，在生活中比较常见，去药店就可以买到。有时候药材并不是越贵越好，找到最适合的就是最好的，平凡无奇的药材，用到它该用的地方，就能发挥出神奇的功效。

麦冬，是组成生脉散的其中一味药，也是我们中医大夫很常用的一味药。它的效能较多，其一，可以清肺热、润肺燥、补肺阴，比如说老师讲了一天的课，肯定有肺阴的耗损，加一些麦冬，补肺阴，且对咽喉也有好处。其二，它还有清胃热的功效，临床上也常用，比如说热盛津伤造成大便干结者，我们会用一个特别有名的方子——增液汤，元参一两、麦冬六钱、生地八钱，水八杯，煮取三杯。其三，用它养心阴也是有好处的，有时候心慌或者心神不宁时，都可以用这个药。

麦冬作为单味方使用比较少见，一般是作为复方出现的，早在张仲景《金匮要略》中就有麦门冬汤，主治火逆上气、咽喉不利，方用麦冬、半夏、人参、甘草、粳米、大枣。后世有人称此方为"从胃生津救燥，治虚火上气之方"。还有上面提到的增液汤，麦冬也是跟其他药物配伍出现的。

中医里面讲药物的配伍免不了要说到"君臣佐使"，原本的意思是君主、臣僚、僚佐、使者这四种人在社会中起着不同的作用，后来指中药处方中各味药起着不同的主、辅作用。《黄帝内经》上说："上药一百二十种为君，主养命；中药一百二十种为臣，主养性；下药一百二十种为佐使，主治病；用药须合君臣佐使。"君药，在方剂中，是对病症起主要治疗作用的药物；臣药，指的是辅助君药治疗主症或者兼症的药物；佐使药则是配合君臣药治疗兼症或者抑制君臣药的毒、副作用的药物，并指导诸药直达病变的部位。总之，在中药的方剂中，用药应该配合君臣佐使。

在生脉散里，麦冬属于臣属的一个位置，是一个很重要的辅助药，相当于辅佐君主的宰相，帮助君主治天下。

生脉散的第二味药叫五味子。五味子看起来红彤彤的，医书里说，它是应该有五味的，咱们讲酸苦甘辛咸，应该五味俱全它才叫五味子。但是，你拿一颗五味子放进嘴里尝一下，能明显感觉到是酸的，而其他几种味道并不明显。具有酸味的药材差不多都是一些收敛的药材，比如说气虚出汗伤阴，止带、涩精都可以用这味药，尤其适合阴虚盗汗、气虚自汗的中老年人服用。

五味子可以用作单味方，也就是阴虚盗汗、气虚自汗的人单用五味子泡水喝就行。从生脉散的用药比例来说，五味子是三味药里面用量最小的，像是催化剂一样的药物，它相当于佐使药，能帮助君药更好地发挥作用。

臣药说了，佐使药说了，接下来就是生脉散的最后一味药了，也就是君药。这个更适合年长者服用，因为这味药就是人参。为什么选用人参作为生脉散最重要的一味药呢？

因为人参具有"补五脏、安精神、定魂魄、止惊悸、除邪气、明目开心益智"的功效，它能大补元气，也就是补脏腑之气，心肝脾肺肾等都可以补到。李时珍在《本草纲目》中也说它能"治男妇一切虚症"，对人参极为推崇。再来看人参的外形，貌似一个人的形状，有种神秘的感觉，还让人产生种种联想，并编撰了很多动人的故事。由于它的功效以及说不尽的故事，多年来，人参都是位列中草药中的"上品"。

乾隆帝生前用的最后一个古方生脉散就是由这三味药组成。人参大补元气，补脏腑之虚，麦冬可以清热润燥，这两味药合用，就是益气养阴，加上一些五味子，收敛固涩，基本上就达到治疗气阴两伤的目的。

中国古代文化总是精华和糟粕并存，古代养生文化也是一个道理，正如古人所说："尽信书不如无书。"我们要学会去粗取精，用弃伪存真的科学态度去辨证认识。我认为"生脉散"这个古方极好，我在临床上也会根据患者的情况进行加减，切实收到了效果，也证明了直至今日，这个方子也依然有它的实用之处。既然如此，便要重视起来，古方今用，发挥它的治病功效。

5. 古方今用

包裹得严严实实的她走进诊室，我看她穿得不仅严实，而且穿得也多，显得很臃肿，还戴着帽子。虽然是冬天，但我的诊室里有暖气，我在这里出诊也就穿了一件毛衣和白大褂，一点都不冷。

她走近后，我看到了她苍白的面色，一看就有气虚的症状。她在我身旁坐下，愁眉苦脸地对我说："自我生完小孩身体就不大好了，现在小孩已3个月了，我的身体不但没有好转，反而好像更重了一些。现在我出汗出得厉害，都堪比水人了。白天我干了些活就会出汗，喝碗汤也会出汗，到了晚上也出汗，浑身潮乎乎的，早上都不敢从被子里面伸出胳膊来，就怕风吹着凉了。可明明是冬天，我还这么出汗，所以来找您帮我看看。"

难怪她来找我看病裹得这么严实，密不透风。其实不少妇女生完小孩之后，身体都会很虚弱、很疲劳，出汗还特别多，主要是因为气虚阴伤了。我一摸她的脉，脉象比较虚微。像她这种情况，我觉得用生脉散是非常合适的，另外我也给她加了一些别的药物，就是产后调理的药。过了不久，她来复诊，说效果还挺好，现在已经不怎么出汗了，身体好了很多，也去上班了。

生脉散在《清宫医案》里面的重要地位可见一斑，在那个时候可当作续命之用。随着中医的发展，到如今，尤其在近一二十年，这个方子也得到了中医界的高度重视，它曾经作为一个专项立题，由国家投资研究它的药理作用，而且研究的结果还获得了中国第一届中西医结合科学进步奖的一等奖。

生脉散是很有名的一个古方，在我编纂的《中医大辞典》里，对生脉散是这样描述的。功能：益气敛汗、养阴生津，治热伤元气，肢体倦怠，气短口渴，汗出不止，或者金为火制，水失所主，而致咳嗽喘促，主肢体萎弱、脚软眼黑等症。如今生脉散在临床上也经常被使用，而且应用非常广，可以用在多种病种上。

第一，对治疗心脑血管病有帮助。尤其在治疗冠心病时，针对气阴两虚、心气不足，或者是心肾阳衰这些证型，用生脉散能有效地改善心肌供血和心肌缺氧的状态。

第二，能用于心力衰竭。心力衰竭是一个危症，而生脉散具有回阳救逆、活血补气益阴的作用。

第三，可用于治疗心律失常。有很多病可以导致心律失常，比如器质性心血管病、药物中毒等。心律失常在中医里的表现就是气阴两虚、脉结代。所谓脉结代，就是指脉跳动有间歇，几跳一停是代脉，多是因为心气虚衰；脉有间歇，但是停止没有定数的是结脉，多是因为邪气阻滞脉络。用生脉散可以很好地调整心律失常的情况。

我受医圣张仲景的影响，他编写的《伤寒杂病论》里面有一剂名方，叫炙甘草汤，又叫复脉汤，若是患者出现了胸闷气短，而且有脉结代、心动悸等，我就会用生脉散加上炙甘草汤里面的某些药。

第四，可以改善肺部功能。生脉散可以清肺中伏火，补肺中元气，用于治疗老年慢性支气管炎、肺心病、肺不张、支气管扩张等。

第五，可以治疗糖尿病合并冠心病。若糖尿病患者合并冠心病，那么就有气阴两虚的基础，而生脉散这个方子刚好跟气阴两虚契合，饮用生脉散是再合适不过的了。

第六，生脉散对于肿瘤有辅助治疗的作用。其实对于癌症，我国传统医学早有认识，而且中医古籍中对恶性肿瘤发生发展的描述还相当的生动、明确。《素问·疏五过论》中记载的"脱营"与"失精"，主要指出恶性肿瘤是"病从内生"，患者得病以后，人体易于消瘦、神气虚乏，且得病往往与情志因素有关，而情志方面的影响首先反映在肝上，这样说来，肝功能的失常和肿瘤的发生也间接产生了关联。

现如今"谈癌色变"，大家也都知道肿瘤这种病是很要命的，得了这种病，不论是化疗、手术治疗，还是保守治疗，患者都会大伤元气。中医说，元气主要是精气，而精气是构成人体的基本物质，也是人体生长发育所必需的。"肾藏精"，也就是说，肾好，精气就足。前面也说过肾和肝的关系，肝肾同源，精和血互相影响。精气充足，滋养血的化生；而血的充足，同样也能化生成精，充足精气。所以，肿瘤患者因为化疗或手术等，损伤了精气，也会影响身体其他部位，牵一发而动全身。

此时生脉散就能发挥作用了。生脉散中有人参，它是大补元气的上等药材，一般癌症患者有虚弱的病症，那么使用生脉散还是比较合适的，可以增强肿瘤患者的抗病能力，扶助正气。

最后，用于治疗各种杂病。只要出现气阴两伤的情况，我们都可以用生脉散，比如中暑、烧伤、煤气中毒、产后及更年期抑郁等，只要患者具备了气阴两伤，出现气短疲倦、自汗不止等这些症状，都可以用生脉散。但我不建议患者自行服药，虽然我说了生脉散能治很多病，但患者自身不是医生，不能准确地判断自己的病症，药用的剂量又需要根据不同的病情而定，所以最好找医生去确诊，然后在医嘱之下服药才是最好的。

　　我经常用这些古方来加减，这就是古方今用。一般来说，我运用古方来治病，但又不跟古方完全一样，而是根据不同的症状有所加减变化。今用和新用也是有区别的，拿生脉散来举例，以前说生脉散治疗气阴两虚，到现在我依然用它来治疗气阴两虚的多种病症。古方今用的意思就是以前是这么用的，现在我依然这么用。古方新用则是，医书古籍里虽然没有说生脉散可以用于治疗心血管疾病，但是有针对性地对生脉散进行加减，并仍以生脉散为主，辅以可治疗心血管疾病的药物，收效甚好。即在古方、经方的基础上，创新更多的疾病治疗方法。

　　生脉散在古方新用中，可以通过一些药味加减和其他的配伍，解决更多的问题。但服用生脉散也要注意咱们平时的饮食，因为这里面也是有一些禁忌的。生脉散里面有人参，它是补气的，那我们的食材里边可能会有泄气通气的，比如萝卜。所以如果你吃了生脉散，那么这段时间就应该减少或者避免吃萝卜，不然你在这边一个劲儿地补气，另一边却在一个劲儿地泄气，吃了就不合适。不只是生脉散，只要你吃人参，不论是哪一种人参，都有补气的作用，咱们最好不吃萝卜。

　　既然说到了萝卜忌参，那接下来我简单谈一谈参。参有好几种，有西洋参、红参、党参、太子参等。西洋参原本生长在美国和加拿大一带，所以叫西洋参，也称花旗参。它有滋阴补气、生津止渴的功效，可以除烦躁、清虚火、扶正气、抗疲劳等，很适合在夏季用；红参是因为上锅蒸过或煮过之后，会有一种淀粉释放出来，于是就变红了，因此叫红参；像小木棍形状的就是党参，是中国常用的传统补益药，有补中益气和健脾益肺的功效，我听说广东那边煮汤的时候经常会放一些党参，在喝汤的时候顺便补补；太子参是以补气阴为主的，现如今已被卫生部门确定列入"可用于保健食品的中药材名单"。

关于参的种类做了些比较简要的介绍，根据不同的病症、体质情况加以选用就很重要。这里面有一个时代性的改变，比如说，古代最初选用人参，到了后世用的种类逐渐增多。但是我的看法是这样，像人参、高丽参、西洋参，这几种在补气方面，力量是比较足的，其中也有区别，相对来讲，西洋参是稍微有点凉性的。

说起古方生脉散里所用的参，我想起五六十年前，我刚当中医大夫的时候，那时在诊疗心血管病患者时经常用生脉散，我一般用党参或者是太子参，都是补气作用较好的。现在有的患者会提前跟我说，如果给他开参的话，希望开野山参或开西洋参与高丽参。但我仍然会根据患者的情况，再决定给他开哪一种参。

总的来说，生脉散主治作用大，不仅能增强免疫功能、抗突变、抗癌，改善身体素质，还可以改善肝功能。很多人觉得怎么又跟肝扯上关系了，当然是有关系的，"肝为将军之官"，和五脏六腑都有关系。

如果肝出现问题，就会引发很多身体上的毛病，有道

是"有病才有症"，我们要通过疾病的症状寻找根源。

比如我们总说治疗高血压、糖尿病等要终生服药，吃

降压药、降糖药等要对症下药，但是有没有去想，为

什么会有糖尿病？为什么会有高血压？中医认为，身

体内部某个或几个脏腑出现问题，就会有症状反映出

来，此时若不对症下药，抓紧治疗，那么其他脏腑器

官受到影响也只是时间的问题。而生脉散改善了我们

身体内部的情况，改善了各个器官的协调性，通过"调

五脏"达到了治病的目的，这样说来，生脉散也有改

善肝功能的疗效。

第五章

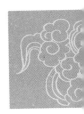

日常养生有妙招

1. 明白吃，健康活

得了病，需要吃药，但世人都知道一句话："是药三分毒"，因此很多人总是用这句话来劝说自己不用吃药，认为每个人的身体都有自身的恢复能力，扛一扛也就过去了。而事实上，假如某人真的病重，不吃药，就无法针对病症进行有效治疗，直到身体支撑不了了，去医院检查，才发现自己的病严重了，对身体的伤害往往比较深。我们要清楚的一点是，这句话不可一概而论。是的，药有或多或少的毒性，但是却对你的病症很有效，假如真的有什么不舒服的地方，就要在医生的医嘱之下坚持服药，让这些药物来协助我们去战胜疾病。

不过，并不是所有的不舒服都要用药物治疗，俗话说，药补不如食补。当身体的某一部分开始不舒服，却没有什么大的毛病，有些情况下是可以不用吃药的，只要均衡饮食即可。说到食补，古人早就深刻地认识到了它的重要性，因为很多东西兼具药食两用的特性。

就拿黑木耳和银耳来说吧，一黑一白，是我们所熟悉的食物，但它们也是药物。在此之前，我先问大家一些问题，黑木耳和银耳的作用分别是什么？是黑木耳营养价值高，还是银耳的营养价值高？请暂时不要往下看，先思考一下你的答案是什么。

接下来我为大家答疑解惑。一般来说，黑木耳和银耳的营养价值都高，只不过各有各的偏重。黑木耳是补铁的，铁是造血的必要元素，不论男女老少都需要，并且黑木耳比较常见，平时我们可以多吃，更可以炒一大盘当菜吃。而银耳呢，一次食用量也就一小盅，量不会多，银耳补钾，在人体中钾属于微量元素，并不需要补那么多，且在生活中补钾的食物也很多，所以获得钾的渠道并不一定要通过银耳。既然黑木耳食用的人群如此广泛，为什么反而是偶尔吃一次的银耳更贵一些呢？这是因为产量的问题，黑木耳一见阳光就长，而银耳的生长周期较长，产量少。这说明物以稀为贵，因此用价钱去衡量营养价值的高低是不可取的，并不是价钱贵的东西的营养价值一定会比便宜的高。

当你出现了贫血，但症状轻微时，我觉得可以先不用吃药，多吃些补血的食物也不失为一种好办法，通过吃东西预防疾病，或是阻止疾病往严重的方向发展。比如多吃些黑木耳，增加铁的摄取。

　　再比如说山药，它是厨房常见的一种食物，身体感觉虚弱了，精神不佳，食欲不好，虚劳咳嗽、遗精、盗汗等症状的人可以多食用一些山药，糖尿病患者以及有白带问题的女性，也可以适当地食用山药。同时，山药也是一种常见药材，祖国医学认为，山药有补脾养胃、补肺益肾、滋养强壮身体的功效。这也体现了中国所传承的养生方法——药食同源。

　　顾名思义，药食同源的意思是许多食物可以当作药物，它们之间未必有绝对的分界线。另外，有些药可以食用，只不过要把握剂量，由此，古代医学家就把中药"四性""五味"的理论运用到食物中去，认为每一种食物都有自己的"四性""五味"。所谓的"四性"，又被称为四气，指寒、热、温、凉；而"五味"，是指辛、甘、酸、苦、咸。但药物的副作用大，食物的副作用小，因此，食疗可以胜于药疗。

　　中医治病，往往会根据患者的情况选用药材，要温还是要凉，要酸还是要苦，通过望闻问切的诊断之后才能对症下药。能食用，能治病，不就叫药嘛。就像咱们老祖宗说的："食既能充饥，也能疗疾。"比如说有"热气"的人常常会感觉口干舌燥，喉咙也很不舒服，很多医者会让患者服用一些寒凉的药物，如果身体内热大，还大量吃温热性质的食物，那就会更加燥热，因此可以多吃些属性寒凉的东西，比如苦瓜、竹笋、空心菜、番茄、百合、梨、西瓜、甘蔗等。夏天因为热，容易上火，也宜吃些寒凉的食物来清热、解暑；冬天可以多吃些温热的食物来保暖、祛寒。

"药食同源"是我国常用的独具特色的传统养生方法，五千年的优秀传统文化是我国人民取之不尽、用之不竭的财富，其传统养生法已受到国内外医学科学界和世界人民的广泛重视。如今改革开放，中国跟外国的联系密切了，很多外国的东西走进了中国，而我们中国的好东西也有很多走进外国人的生活中。现在世界很多发达国家都开始学习甚至风行"中国人的养生"，重要性显而易见。

　　传统中医注重养生，生命是养出来的，那么到底养哪儿呢？答案就是养五脏。因为人就是靠着这五脏活着，几乎所有的病都是因为五脏出现了问题，要是五脏保养得好，那身体自然就好，但是如果五脏出现问题，那么身体也就有毛病了。就好比汽车，假如你光开车不保养，那车子能开得长久吗？开一段时间就去保养，那车肯定好开。身体的五个脏器也一样，它们支撑了我们的身体这么多年，如果没有得到保养，难免会出现问题，也就是我们所说的"得病"。

　　我一直说中医强调的是相互制约、相互联系，一荣俱荣，一损俱损，所以平时饮食上也要注意保养五脏，虽然不能长生不老，但是健康到老、无疾而终是绝大多数人能做到的，而很重要的方法之一，就是通过饮食来调养五脏。在这里我说一个对调养五脏非常有用的食物。你们知道我说的是什么吗？其实我们经常吃，也非常容易做，既简单又方便，且又实用。那就是粥。

日常生活中，粥是一种常见的饮食，尤其是在盛产稻谷的地区。米里面含有淀粉、糖、蛋白质、脂肪、维生素，以及无机盐等多种营养成分，既可以充饥，又可以补益体内某些养料和水分。传统的祖国医学把它扩大应用到保健医疗方面，使粥成为治病强身的"食疗"内容之一。

粥可分为单纯的米粥和米粥与其他食物或药物共煮的粥食两大类。粳米粥具有和胃、补脾、养肺的作用，尤其适用于烦热、口渴等热性疾患的患者。宋代官吏兼医学家张文潜说："粥能畅胃气、生津液。"清代汪昂在《本草备要》里说："今人终日食粥，不知其妙，迨病中食之，觉与脏腑相宜，迥非它物所能及也。"东汉的张仲景运用桂枝汤治疗"太阳中风"

时，提醒患者服药后喝稀粥帮助发挥药力。除了常吃的粳米粥外，我们还常吃糯米粥，不过它不适合患者，因为其性黏滞，难于消化，但古代有用其辅助透发小儿痘疹的。

粳米粥和糯米粥都是单纯的米粥，另一种粥则是将米类和其他食物或药物共煮，种类更多，适应证也更广泛。这里面又分两种情况，一种是以米为次要的，如张仲景的白虎汤、桃花汤、竹叶石膏汤里面都是用粳米，但是量比较小，煮好之后，并不是粥的样子，更像是汤一样的东西，这里的粳米所起的作用不过是辅助清热、调和脾胃而已。另一种情况则是用比较多的米和其他食物或药物一起煮成稀饭，比如我们常吃的赤豆粥和绿豆粥。赤豆粥就是红豆粥，有利水、治脚气的作用；绿豆粥很适合在夏天食用，有清暑气的作用。藕粥能调中气、和胃生津；韭菜粥则能温补脾肾；枸杞子粥能补精血，益肾气；羊肉粥可以温补脾胃；

猪肾或羊肾粥能补肾虚；而羊肝或鸡肝粥有补肝明目的作用。

不同的食物或药物跟大米一块煮，对人体的作用也各有偏重，但总的来说，粥能够滋养五脏，达到养生的目的。中医认为任何病症都可以反映出机体"邪"和"正"的情况，而适宜的饮食能起到"扶正"或"祛邪"的作用，粥食即是其中之一。古人重视饮食颐养，并总结出一些初步的经验，这些经验散见各种古典医籍中，是值得我们加以挖掘和整理的。

2．治未病有"膏"招

我感觉国人看病是比较方便的，因为，在美国看病，有时医生不会开药。我去过好几次美国，因为我的长女现在是美国的医学教授，她已经在美国30余年了，对西医有着比较深的认识。其实这也是可以理解的，不轻易给药才是西医应该做的，因为西医追求的是"病理病灶的疾病本质"，所以在还没有发现病灶，以及没有明确可以切除、可以阻断的"物质靶点"之前，西医就认为患者没有明确诊断，症状又不重，就不能轻易给药。因此有人就说，在美国"买枪容易，买药难"。

西医是客观的、相对的，中医带有"主观上的感觉"，这也体现了中医与西医看待疾病的观点不同、方法各异所造成的差异。一位患者来找中医看病，那么中医就会重视患者的"主观感觉"，要先做一些了解，将主观感觉作为医生的客观依据，根据患者的症状来辅助自己的诊断。而西医认为，症状往往只是表面现象，因此，患者一来，就让他去做各种各样的检查，只有通过这些检查才能发现疾病的本质，找出隐藏在表面现象之下的本质。我认为，中医和西医各有各的优势，因此，西医一味地贬低中医是不对的，而中医一味地贬低西医也不好，中西医结合，把各自的优势结合起来，才能让疾病无所遁形，远离我们。

因为我是一名中医，我认为，在中西医结合的过程中，中医药能发挥出重要作用。用西医的诊断来明确疾病，再配合中医辨证施治的治疗方法，必能事半功倍。况且西医也有不能明确病症的时候。世界上有许多人感觉身体与精神很痛苦，去医院检查，结果都是"未见异常"，世界卫生组织认为这种人占人群的70%以上。这样说来，这么多人都处在亚健康的状态，西医没法开药，而中医可以依靠患者的证候，在病灶还没有形成之前就能诊治，可以早期干预，提前预防疾病。

中国几千年的历史，其中包括特色的养生文化，我觉得我们不应该丢弃，而应该取其精华、去其糟粕地去继承，然后去创新、去开拓，这也是发扬我国传统文化的一个重要组成部分。中国已打开国门多年，跟外国的联系也逐渐紧密，我在上一节也说过，国外很多国家都开始重视中国的传统养生法，比如说食疗，在吃吃喝喝中防治疾病。

当前，我国正处于国民经济飞速发展的历史时期，人们对于传统养生法的求知欲与日俱增，以"保健强身、益寿美容"重于"治疗"为宗旨，以中医为代表的传统养生方法，不仅内涵丰富，博大精深，而且有着独特的风格，散发着夺人的光彩。其中膏滋方是中医治病养生中一道亮丽的风景线。

让我来解释一下何为"膏滋方"。"膏"是一个多义词，有膏泽、滋濡的意思。业师秦伯未先生在《秦伯未膏方集》中提出："膏方者，博雅润泽也。"这也在一定程度上反映了多数膏滋方所选的药味，一般会多于汤剂。所以秦先生认为，"……膏方之集合多种药物，面面俱到，一齐着力。故天下混合物最合于身体营养"，说明了中医在治疗八法中颇多应用的"补"法，对于某些病症选用膏滋方能起到重要的作用。这种作用不只是防病、治病，对于"治未病"和人体保健、增强体质等，尤为重要。

膏剂也是有区别的，分为内服的膏滋方和外用于体表某部的膏贴制剂，外用的膏剂就是我们所说的"贴膏药"，大多用于外科疮疡、肿毒和皮肤科的疥、癣以及湿疹等。而内服的膏滋方，在防治疾病和人体保健方面，应该受到重视。

内服的膏滋方的制法与应用，主要是医者对患者进行辨证、辨病后，将所开的方药加水煎熬，然后分别加入阿胶、冰糖、蜂蜜、药用胶剂等，熬成浓稠的膏状制剂，可以长期服用，对于若干慢性病和疑难病症，有积极的防治作用。

1929 年，秦先生还编著了一本叫《膏方大全》的书，书中阐述了膏滋方的临床效能、药用剂量和煎服法。他经常用膏滋方主治很多病症，包括咳嗽、痰饮、咯血、头痛、眩晕、耳鸣、痿证、痹症、失眠、便秘和遗精等。膏滋方在妇科的运用，主要用于经、带、胎、产及不孕等。在保健和"治未病"方面，他对调补气血、肝肾等尤为擅长。

想起 1956 年我刚拜秦先生为师那会儿，秦先生跟我说，他的业师丁甘仁先生也经常在临床上用膏滋方，他说："丁老在临床方面亦颇多应用膏滋方以防治疾病，并有世传较多的膏滋方医案。……特别是每到秋冬季节，上海的一些资本家、富贵家庭成员以及市政府某些官吏，他们或是有慢性消耗性疾病，请求用膏方调治；或是身体无明显病症，求取膏滋方滋补、保健、增强体质以减少病痛。"这就可以看出来膏滋方与"治未病"之间的密切联系了吧。

我所了解的秦老用膏滋方经治的病种颇多，我继承了老师运用膏方的方法，所以在我数十年的临床中也用了不少的膏滋方。还记得我一个亲友方君的儿子年近 40 岁，他总觉得身体不舒服，平时相当害怕风寒，躺着也能出汗，每年因为着凉感冒好多次。这还只是一方面，另外一方面，他每次行房时阴茎勃起的时间短，没多久就早泄了。通过我的辨证和辨病，判断出他宜补肾益精、温阳固卫、润腑。又因为患者怕喝那些苦的汤药，于是我开了膏滋方给他。具体的用药以及克数如下。

熟地 120 克，陈皮 40 克，山萸肉 60 克，云茯苓 60 克，丹皮 50 克，山药 80 克，肉桂 30 克，制附片 60 克，枸杞子 80 克，菟丝子 80 克，当归 80 克，鹿角胶（烊化）80 克，蛇床子 60 克，沙苑子 80 克，金樱子 80 克，补骨脂 80 克，阳起石 80 克，仙灵脾 80 克，火麻仁 100 克，生黄芪 100 克，防风 50 克，炒白术 60 克，桑寄生 80 克。

用上述的药材浓煎两次，滤汁去渣，再加驴皮胶 150 克，蜂蜜 120 克，冰糖 250 克，文火收膏，每次服一平匙，用温开水或淡盐汤送服，一天服两次。

其实这个方子是金匮肾气丸、右归丸和玉屏风散的加减方，患者前后一共服了两个周期，体力增强，感冒的次数也锐减了，肾虚早泄也明显改善。中医理论讲人体是一个整体，一个部位跟另外一个部位息息相关，也说了肝肾同源，我这位亲友之子明显是肾虚导致了早泄，假如不治好肾虚，那肝也会受到影响，不在此时积极治疗，那么身体状况就会处在无限的恶性循环之中。

如果这位患者去看西医，很有可能检查不出什么。因为患者并没有病理指标，更没有明确的诊断病名，像这种情况，现代人称之为"亚健康"的状态。我国传统医学的膏滋方，可以在这方面充分发挥其防治、保健的特色与优势。在求诊的患者中，有相当大的比例是想秋冬进服补剂，以增强抗病能力。而膏滋方的口感又比较好，便于服用，因此，患者自己要求服用膏方的也不在少数。

近些年，在党和政府的关怀支持下，中医药学的继承、发展与创新，面临了一个新的历史时期和崭新的机遇。所谓的继承与创新，如果是在忽视精粹内涵的情况下，那么弘扬中医药学将会有重重阻碍，并会使发展受到难以估量的损失，甚至可以说是在原地踏步。我认为，在全国范围内，凡是有条件配制膏滋方的药铺不应该减少，而应该逐步增加，并可进一步研究配制膏方技术的改进与创新，特别是我国当前正处于和谐、发展的太平盛世，防治疾病应该不断取得新的成绩才行，这样才能为丰富中医药治疗方法，提高疗效、保健水平做出积极的贡献。

3.学会"动手"，一身轻松

经络遍布人的身体，它连接着身体的各个器官。假如经络气血不通，很容易造成瘀滞，衍生出各种疾病。有些肝病就是因为经络不通导致的，所以我们要懂得经络按摩才行，只有学会了经络按摩，经络才能通往健康之路，学会"动手"，经络可以成为我们身体里的"医生"。

经络按摩是古代养生保健的方法之一，是我国劳动人民在长期与疾病斗争中认识和发展的。一般是通过手对身体各处进行按摩，达到行气活血、祛病强身的目的。《素问·血气形志论》称："形数惊恐，经络不通，病生于不仁，治之以按摩、醪酒。"意思就是经络不通，也就是气血不通，那么人体中的某个部位就会有疾患，可以用按摩来疏通经络气血，达到治疗的目的。

那么怎么才能通过按摩来保护肝脏呢？大家还记得我说过的足厥阴肝经吧，我在第二章的脾胃那一节，说到肝经上有14个穴，分别是大敦、行间、太冲、中封、蠡沟、中都、膝关、曲泉、阴包、足五里、阴廉、急脉、章门、期门。可以说肝经的路线从足部到头部，如果清楚地知道这些穴位的位置，那么就可以通过按摩这些穴位来疏通经络，让血液运行畅通起来。

就比如说这个大敦穴吧，首先我们来看看具体的位置在哪儿，请看图2。

　　大敦穴位于第一趾的旁边，靠近第二趾的地方。自古以来，大敦穴就被视为镇静和恢复神智的要穴，后来总结出它主治的病症，有目眩、腹痛、冷感等症状的都可以按摩大敦穴。此外，大敦穴为木经木穴，疏肝理气的作用很强，适用于气郁不疏引起的妇科疾病，如闭经、痛经、更年期综合征。同时，也可以治疗男子的阳痿、尿频、尿失禁等。不论男女，经常按摩大敦穴可起到通便的作用。大敦穴作为肝经上的起始穴位，是个治疗和保健的要穴。

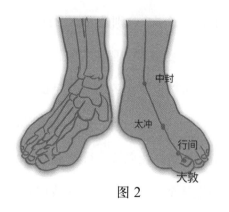

图 2

　　再来看看行间穴，通过图片，我们可以知道，行间穴紧邻着大敦穴，是足厥阴肝经的主要穴位之一，因为同属于肝经，所以在治疗疾病的种类上会有类似的地方。主治病症包括宿醉不适、腿抽筋、肝脏疾病、月经过多、夜尿症等。

接下来的这个穴位被称为人体最重要的穴位之一，简直可以与足三里、涌泉穴相媲美，这个穴位就是太冲穴。

太冲穴位于足背侧，位于第一趾和第二趾之间骨头相交的地方。大家可以用手指沿第一趾、次趾夹缝的地方向上移压，压至能感觉到动脉的地方，就是太冲穴。

为什么太冲穴如此重要呢？因为太冲是肝经的"原穴"。何为"原穴"？"原"有发源的意思，也就是说，太冲穴是肝经上的一个总开关，总开关打开了，那肝经的气血就很充足，所以多多按摩太冲穴，可以促进肝脏和心脏的供血，同时气走肝经，原穴太冲能够调控肝经的总体气血，因此也对情绪的压抑有疏泄的作用。

太冲穴也是人体的消气穴。我这么说吧，足三里这个穴位大家比较熟悉，是人体养生保健的大穴，这个保健大穴为什么能发挥这么有效的作用呢？原因是人们在按摩这个穴位的时候，就是把身体里面的浊气逐步排出去，只有清除了浊气，才有空间去补好的东西，不然，浊气不出去，身体哪有空地方让你补。太冲穴作为肝经的原穴，其保健功效也跟足三里一样。我们知道，肝是人体的排毒工厂，想要把体内的毒素排出去，那就需要血液的流通更新，要是气血瘀滞，又怎么能把毒素排出去呢？这个问题通过按摩太冲穴就能有效地解决。

现在的人有着较大的工作压力、生活压力，大多有情志郁结的问题。有些人总觉得经常头晕，有气无力的，到医院检查说是心脏供血不足，可是去做心电图又没有什么事。其实这就是因为肝功能减弱了，导致肝藏血少了，那心脏的供血肯定不足。

在五行中，肝属木，心属火，木不足，火自然就不足。所以如果出现了这种情况，我们就需要补肝，但肝是不受补的，补过了头容易上火，这说明肝是需要调理的，调理好了，那就相当于补了。那么我们应该如何调理呢？答案还是从太冲穴入手。

中医讲"百病从气生"，气和肝又有密切联系，气大伤肝，心也就受到影响，所以要治疗心病，就得降一下肝火。但在现实生活中，又有谁能保证不生气呢？既然避免不了，我们就要想个办法消消气，这个办法就是从太冲穴入手，通过按摩太冲穴，把气排出体外，所以太冲穴又被称为消气穴。

按摩太冲穴也是一个自我诊疗的过程。因为情志郁结使肝功能受到影响，此时按摩太冲穴就会有疼痛的感觉，越疼说明情志郁结越严重。这也为自己敲响了警钟，告诉自己机体因为情绪不良而出现了瘀滞，所以要尽早调整心态，不要让肝功能继续损伤下去了。即使按压太冲穴没有疼痛感，也不等于肝脏没有问题，可能因为麻木，即使气血不通，也没有出现压痛感，所以就算没有疼痛感也可以经常按摩。

按揉刚才所说的穴位前，可以采用坐位或仰卧。在想要按摩的穴位上按住 1 分钟后再慢慢放开，如此反复按压 3 ~ 5 次，且按摩的力度应以感到微痛为宜，千万不要太用力，否则会导致皮下瘀血。按摩完之后可以喝一些水，帮助代谢。

我举例说了比较常用的穴位，如果大家比较细心的话，可以发现我所列举的穴位都是在足部上的。足部按摩是我国众多按摩术里面的一个分支，足部神经分布密集，且与身体的各个部位有着紧密的联系，脚是人的根，在根上疏理、疏通效果自然好。

足部按摩也是具有中国特色的养生保健的一种，

起源于战国时代。根据《史记》记载，两千多年前有个叫俞跗的医学家，俞与愈通用，而跗指的是足背，意思就是他是摸脚治病的医生。俞跗摸脚诊病治病的水平高超，春秋战国时期的名医扁鹊在为某国的太子治疗厥证的时候，接待他的大臣用非常崇敬的心情提到俞跗，说他不用汤药，仅仅通过按摩脚部就可以把病祛除了。由此可见，足部按摩在战国时代就已经相当流行了，并取得了一定的疗效，所以才会被人们接受和传承。

捏捏按按，勤快"动手"，才能离健康更近一步。有一句话叫"生命在于运动"，所以只"动手"怎么够呢？我们要时常运动才行，这样才能带动整个身体的运动。那么我们要怎么运动，才能更好地养生保健呢？

4. 运动宜适量，过则损

我曾在报纸上看到关于胡耀邦同志的报道。暂且不说报道的内容，对于胡耀邦，我相信很多人都认识吧，他是中国共产党和中华人民共和国的主要领导人之一，也曾任中共中央总书记，党中央曾给予他崇高的评价："久经考验的忠诚的共产主义战士，伟大的无产阶级革命家、政治家，人民军队杰出的政治工作者，长期担任党的重要领导职务的卓越领导人，在长达 60 年的革命生涯中，为中国人民解放事业和社会主义建设事业忠心耿耿，毕生奉献，功勋卓著。"即使他逝去了这么多年，人们崇敬和爱戴的心一直都在。

回到报道上的内容，这也是我为什么会提到胡耀邦同志的原因。报道上的内容我基本忘得差不多了，但唯独记得一点，说胡耀邦同志喜欢散步，当年他每天都要散步，沿着中南海边走，腰间还系着一个计步器，准确地记录他步行的数字，每天坚持走一万步，从没有间断。有一段时间，因为中南海对人民群众开放，所以他就改了地点，在毛主席丰泽园故居的院内散步。

当时我看到这篇报道，佩服胡耀邦同志的坚持和毅力，但是我不太赞同他这种过度运动的行为。运动量大一点，年轻人的身体是扛得住的，只不过，当时胡耀邦同志已经上了年纪，确实不宜过度劳累。我不是反对运动，而且反对过度的运动。过度的运动只会适得其反，出了力气，什么效果都没有，反而对身体造成伤害。

《素问》里说："肝者，罢极之本，魂之居也。"罢，疲的意思；极，劳的意思；本的意思就好理解了，根本的意思。也就是说疲劳的根本在于肝，也说明肝是耐受疲劳的主要脏器，也是运动技能的根本。又因为肝主筋，筋司运动，运动过了量，就会伤筋损肝。肝受到损害，导致阴血不足，而一系列的运动又有赖于肝血的滋养，假若阴血不足，很可能会出现四肢抽搐或者手脚痉挛，中医称之为"肝风内动"。

《黄帝内经》提出了一个养生的理论，"不妄形劳"，意思就是过度劳动容易损伤筋骨，继而损耗精气和血液，势必导致各种疾病的发生。原来中国两千多年前就已经深刻地认识到这个道理。老祖宗留下来的好的东西，我们要拿来用才对。

我自己也会每天运动，现在总是讲养生，我觉得有效的养生是心态平和加上适当的运动。我早上去办公室之前，都要先活动 20 分钟，晚饭后，出门活动半小时。我以散步为主。我是 1933 年 2 月份出生的，今年 84 岁了，对于我这样的老人来说，保持适当的肢体活动是必要的，筋骨常活动，才能保持行动方便、动作不衰。《养生三要·卫生精义》里说："养生不以伤为本。"这里的"伤"指的是过分的意思。诚然，运动是增进健康、益寿延年的重要手段，但不少人对运动的认识往往存在误区，总以为运动量大、速度快且时间长的运动锻炼才能有效，其实这并不正确，因为过量就会伤身。先伤了筋骨，然后会影响肝功能的正常发挥。

老年人的骨质比较疏松，剧烈运动很容易造成骨折。另外，老年人的手脚关节也不是特别灵活，太过剧烈的运动也很容易导致关节脱位等情况。因此对于老年人来说，选择缓慢的运动方式是最好的，如散步、打太极拳、做操等。

有时候人们希望能一下子达到身体强健的目的，因此做大量的运动，而忽略了自身的实际情况，这样往往适得其反。想要有个强健的体魄，是一天一天、一点一滴累积下来的，你每天运动一点点，方能积聚健康。在这个过程中，我们所要做的就是坚持。

我认为坚持是个很有分量的词，身体的健康离不开它，世界上大部分的成功也离不开它。为什么我认为它很有分量呢？看起来简简单单的两个方块字，却承载着人们的情感，以及日复一日的汗水和艰辛，驮着这份重量还依然踽踽前行，方可达到目的。学医也是如此，因此借这个机会，我想跟所有学医的人（不论是学中医的还是学西医的）说：坚持就是胜利。